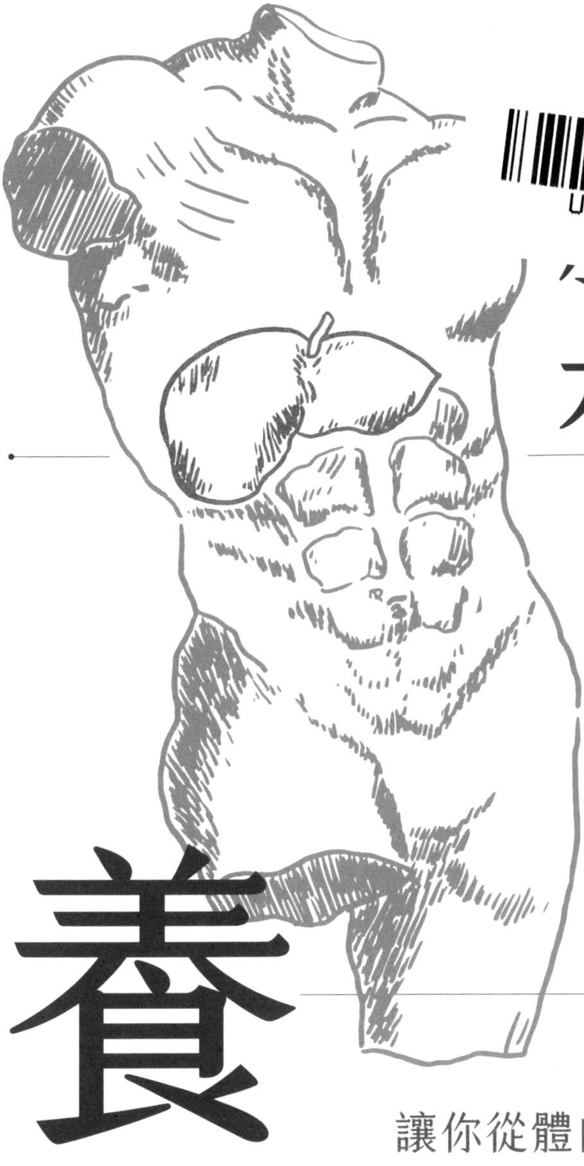

養肝就是養命

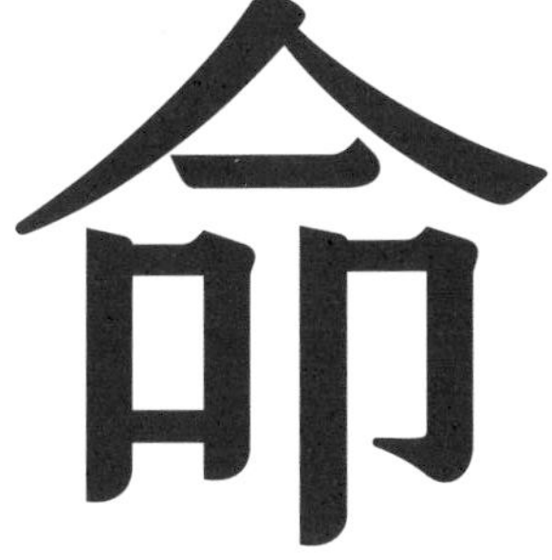

李興廣 教授 著

護肝七大步驟

讓你從體內促進肝臟活力保健康

聲明

本書內容是李興廣醫師多年來研究的精華彙集，其內容普遍適用於一般社會大眾；但由於個人體質多少有些互異，若在參閱、採用本書的建議後仍未能獲得改善或仍有所疑慮，建議您還是向專科醫師諮詢，才能為您的健康做好最佳的把關。

推薦序

您手下的忠誠「將軍」，值得您的用心善待！

長庚紀念醫院中醫部 高定一 主治醫師

中醫最重要的經典著作《黃帝內經》中記載「肝者，將軍之官，謀慮出焉。」肝臟，就像是對您忠心耿耿的大將軍，乍看之下沈默寡言，實際上卻為您出謀劃策，指揮協調全身各器官的正常運作。然而，正是由於這種沈靜內斂的特性，讓許多人忘記善待它，直到它受傷（如：肝炎）或叛變（如：肝癌），對健康造成不可挽回的傷害之後，才體認到它的重要性，這也正是為什麼大家常稱它為「無聲的器官」。

本書的作者，北京中醫藥大學的李興廣教授是筆者十分景仰的前輩，多年來他對於中醫的專業教學與科普推廣皆不遺餘力，許多優秀的著作，例如《中醫診斷學速記歌訣》更是近年來台灣中醫系學生幾乎人手一本的必備參考書。這次的最新著作《養肝就是養命》集結了李教授多年的臨床經驗，以「識、調、食、動、養、防、護」七大面向，全方位剖析整理了肝臟的中西醫病生理以及正確的保養方法。此外，針對近年來日益受醫界重視的「非酒精性脂肪肝（Nonalcoholic fatty liver disease, NAFLD）」，李教授也特闢專章介紹。多年來，筆者曾治療過的代謝綜合症（三高）、肥胖患者不下千人，在臨床實踐中我們發現，正確地運用中醫藥不但能有效幫助過重患者將體重降回正常範圍，更可望協助改善甚至治癒非酒精性脂肪肝，而此一經驗恰與李教授的著作內容乃至於現代醫學期刊的最新報導皆不謀而合。若您本身或親友恰巧也苦於肥胖、脂肪肝、作息不正常或是其他肝臟相關的問題，真心推薦您將這本《養肝就是養命》買回家細讀，相信您必定會獲得諸多啟發與收穫！

前言

肝臟是人體的第一大消化腺，在人的生命活動中起著重要作用，它在人體這座工廠裡運籌帷幄，從事著「生物合成、生物轉化、解毒」等工作，不僅參與蛋白質、脂類及醣類（碳水化合物）等物質的代謝，也參與藥物、酒精及毒物的體內代謝過程。同時，肝臟也是各種致病因數或疾病常侵襲的器官，如異常代謝物、藥物、微生物等均可能造成肝臟損傷。

「心肝寶貝」是人們用來形容自己心愛之物的一個詞，這也間接反映了肝臟對人體的重要性，是它點燃了人類的生命之火，因為人類是不能在無肝狀態下生存的。

中國最早的醫學典籍《黃帝內經．素問．靈蘭秘典論》中有「肝者，將軍之官，謀慮出焉」的論述，將肝比作一個膽識超群的將軍，是身體的統帥，負責謀劃、思慮，管理和指揮身體各器官的運作。因此，牽一髮而動全身，肝氣舒則目清神明，肝氣鬱則心浮氣躁。

肝臟健康的女性皮膚細膩氣色好，肝臟健康的男性精力充沛點子多，肝臟健康的老人腿腳靈活疾病少……。相反，如果肝臟受損，還會累及其他器官，各種疾病就會慢慢找上你，讓人生平添許多煩惱，令生活品質嚴重下降。

2010 年世界衛生組織將每年的 7 月 28 日定為「世界肝炎日」，目的是為了引起全世界人民對肝臟的保護意識。不過，肝臟自身卻是個任勞任怨的沉默器官。它不像腸道那麼「張揚」，只要出問題就會上吐下瀉；也不像胃那般「嬌氣」，稍不舒服就會出現燒心、疼痛、食慾不振等症狀。這也導致很多人即使患上了肝病，在疾病初期卻毫無症狀，難以察覺，一且感覺不適到醫院就診時，常因為時間延誤而導致病情發展到中晚期，錯過最佳治療時機。

肝臟容易罹患的疾病有各種病毒性肝炎（A 型肝炎、B 型肝炎、C 型肝炎等）以及脂肪肝，這些疾病如果不及時治療，就會發展成肝纖維化、肝硬化以及被稱為「癌中之王」的肝癌等更嚴重的疾病，最終危及生命。此外，肝臟的很多疾病屬於傳染性的，如 A 型肝炎、B 型肝炎等，如果不注意預防，一人得病可能會傳染給全家。

生活小細節關係人生大健康。引起肝臟疾病的危險因素很多，其中最主要的是生活方式，如高脂飲食、酗酒抽菸、熬夜、缺乏運動、不注意衛生等。所以，要想肝臟好，生活規律不可少。

人的肝很珍貴，千萬不要讓你的肝臟在日常生活中默默受損。本書從肝臟的基本常識入手，詳盡介紹了肝臟易發的各種疾病及預防和治療措施，從飲食、運動、用藥安全等方面入手，特別著重於日常的養護和預防，是一本看得懂、用得上的養肝護肝攻略，是一本肝臟的自我修養指南，讓你在日常工作和生活中編織出一張保護肝臟的大網，在人生的健康大道上越走越寬廣。

目錄

Chapter 1 識 讀懂肝臟保健康

Chapter 2 調 理順肝臟百病消

Chapter 3 食 吃對了養肝保命

Chapter 4 動 體育健身促進肝臟活力

Chapter 5 養 健康肝臟全家總動員

Chapter 6　防　專科醫生的肝病預防建議

Chapter 7　護　脂肪肝的食療與用藥

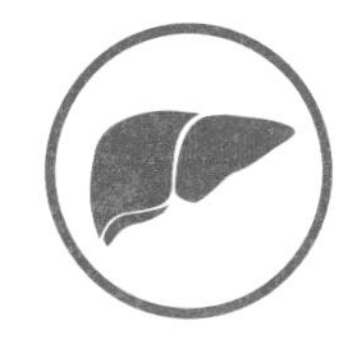

Chapter 1

識

讀懂肝臟保健康

肝臟是人體內部最大的內臟器官，也是最大的消化腺體，人失去了肝臟不能存活。它具有分泌膽汁、參與物質代謝、合成凝血物質、調節血容量、解毒及免疫防禦等功能，在胚胎時期還有造血功能，因此對人體健康起著重要作用。

肝臟患病早期大多沒有明顯症狀，發展到中晚期就會表現出多種多樣的併發症，如身體的凝血功能變弱、長時間感覺身體疲勞乏力、全身出現水腫等。

1

肝臟
身體裡的「將軍之官」

中醫典籍《黃帝內經》中對肝臟在身體裡的地位排名相當精準，現代醫學也證實，肝臟是人體內部最大的內臟器官，也是最大的消化腺體，人失去了肝臟不能存活。它具有分泌膽汁、參與物質代謝、合成凝血物質、調節血容量、解毒及免疫防禦等功能，在胚胎時期還有造血功能，因此對人體健康起著重要作用。

人體最大的內臟器官

《黃帝內經》按照當時朝廷的職務劃分將人體的內臟器官進行了「人文化」的職務排名：「心者，君主之官也，神明出焉。肺者，相傅之官，治節出焉。肝者，將軍之官，謀慮出焉。膽者，中正之官，決斷出焉。膻中者，臣使之官，喜樂出焉。脾胃者，食廩之官，五味出焉。大腸者，傳道之官，變化出焉。小腸者，受盛之官，化物出焉。腎者，作強之官，伎巧出焉。三焦者，決瀆之官，水道出焉。膀胱者，州都之官，津液藏焉，氣化則能出矣。凡此十二官者，不得相失也……。」按照這個形象的排名，肝臟在十二大臟器中的地位僅次於君主和相傅，是身體的統帥，負責謀劃、思慮，管理和指揮身體各器官的運作。

強大的再生能力

在古希臘神話中，普羅米修斯為了解除人類沒有火種的困苦，不惜觸犯天規，勇敢地盜取天火，從而給人類帶來光明和智慧。結果惹惱了天神宙斯，宙斯派人將祂用粗大沉重的鐵鍊鎖在高加索山的峭壁上，並派出一隻兇狠的鷲鷹每天用尖利的嘴巴啄食祂的肝臟。奇怪的是，普羅米修斯的肝臟被鷲鷹吃去多少，不久就又重新長出多少。這個肝臟可以再生的事例，並不是「神話」裡獨有的，我們普通人身上也有。

與身體其他器官相比，肝臟有一個比較特殊的生長機制：它是一種具有很強再生能力的器官。當肝臟受損後，肝細胞就會不斷地嘗試修復受損的部位，這就是為什麼肝臟移植可以只用捐贈者一部分肝臟就能成功的原因。實驗證明，把老鼠的肝切掉一半後，老鼠仍能照常進食且健康地活著，檢查其肝功能指標往往正常。老鼠經手術切除 75% 的肝臟於 3 週後便能恢復原狀。

肝臟的再生功能還表現於：受損的肝組織剩餘細胞表現為增生，而不是代償性肥大。肝臟再生過程受到精確的調控，一旦達到與自身相適應的理想體積，肝細胞的複製就會受到抑制。因此，一些肝病發展到晚期的患者，透過健康的活體肝臟移植手術可以重獲生機。在手術完成後，經過一段時間的休養，肝臟的體積有機會恢復到原先的 90% 以上。而對於肝臟捐贈者也是這樣，一般經過 3 ～ 6 個月後，原先捐出去的那部分肝臟就會長出來。如果捐贈人不飲酒、不吸毒，或者沒有患過嚴重的傳染病，即使一個 60 歲老年人的肝臟也可以移植給一個 18 歲的年輕人。

不過，肝臟的修復功能並不是可以無限制地使用下去，如果肝臟長期反覆出現損傷（比如酗酒或長時間服用傷肝藥物等），最終會導致肝臟的「動能」消耗殆盡，一次輕微的損傷可能成為「壓垮駱駝的最後一根稻草」，導致肝臟疾病爆發。

患病早期無明顯症狀

肝臟患病早期大多沒有明顯症狀，發展到中晚期就會表現出多種多樣的併發症，如身體的凝血功能變弱、長時間感覺身體疲勞乏力、全身出現水腫等症狀。

引起肝臟損害的因素很多，但肝臟對這些因素不具有相應的反應性，因為肝臟有再生功能，所以很多肝臟疾病在早期沒有明顯的臨床症狀，且很容易被大多數人忽視，只有到醫院檢查時才會發現。比如，原發性膽汁性膽管炎的一些最常見症狀（眼睛發癢、疲勞和眼乾），就很容易被忽視。只有到了肝病的晚期階段，患者才會注意到與肝硬化相關的特定症狀，包括噁心、體重減輕、腫脹、意識混亂、皮膚和眼睛變黃等表現。

肝臟雖然有再生功能，但也不會「永保年輕」。即使排除了各種損害因素，肝臟的功能在老年階段也會開始下降。

人體各器官正常情況下衰老退化時間表

器官	開始退化年齡	器官	開始退化年齡
大腦	20 歲	乳房	35 歲
肺	20 歲	骨骼	35 歲
肝臟	70 歲	肌肉	30 歲
心臟	40 歲	味覺器官	60 歲
腎	50 歲	皮膚	25 歲
牙齒	40 歲	前列腺	50 歲

2

肝臟的組織結構由大量肝小葉組成

肝臟位於人體的右上腹

正常的肝臟因為有豐富的血液供應，顏色為紅褐色，質脆而軟，受到暴力打擊時容易造成破裂，引起大出血。

肝臟的大部分位於右季肋區和腹上區，小部分位於左季肋區。大部分被肋弓所覆蓋，僅在腹上區左、右肋弓間部分與腹前壁接觸。成人在右肋弓下緣不能觸及肝，但在劍突下 2 ～ 4cm 可以觸及。幼兒的肝臟相對較大，常可以在右肋弓下 1.5 ～ 2cm 內觸及，等長大到 7 歲以後，在右肋弓下也難以觸及。

一般情況下，如果在肋緣下 1cm 處能摸到肝臟，即表示肝大。引起肝大的原因很多，主要有肝臟本身的疾病，如脂肪肝、肝炎、早期肝硬化、肝癌等，一些全身性疾病也伴有肝大，如敗血症、傷寒、全身性紅斑性狼瘡等。

按照肝臟與體重的比例，新生兒時期約占體重的 1/18，成年時期約占體重的 1/50。台灣成年人的肝臟重量約 800 ～ 1,400 公克。

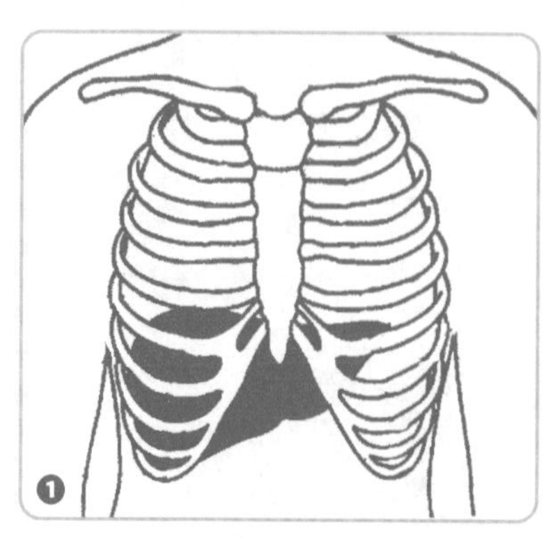

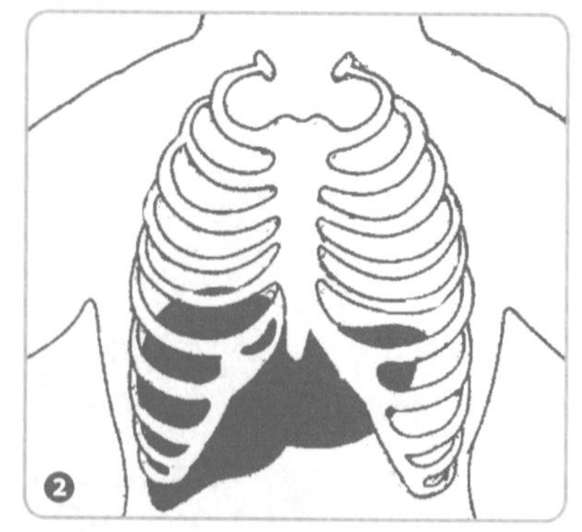

❶ 正常肝臟：在正常情況下，右肋緣下不易觸及肝下界，但在劍突下面 2～4cm 處可觸及。
❷ 異常肝臟：如果成人肝上界的位置正常，而在右肋緣下可觸摸到肝臟，則為病理性肝大，可透過觸診大致判斷肝大的程度。

肝臟的形狀很特殊

肝呈現不規則的楔形，右端圓鈍厚重，左端窄薄呈現楔形，有上、下兩面，前、後、左、右四緣。肝的下面凹凸不平，與腹腔臟器相鄰，故稱為臟面。臟面上有一個「H」形的溝，即兩條呈現矢狀面的縱溝和一條冠狀面的橫溝。橫溝稱為肝門，長約 5cm。左縱溝的前部有肝圓韌帶，為胎兒時期臍靜脈閉鎖後遺留的組織；左縱溝的後部有靜脈韌帶，是胎兒時期靜脈導管的遺留組織。右縱溝的前部為膽囊窩，裡面容納膽囊；右縱溝的後部為腔靜脈溝，有下腔靜脈經過。

肝的臟面藉由「H」形溝分為四葉，左縱溝右側為右葉，左縱溝左側為左葉，左右縱溝之間在橫溝前方的稱為方葉，橫溝後方的為尾狀葉。

有豐富的血液供應系統

肝臟在組織結構方面的顯著特點是其血液供應非常豐富，具有肝動脈和門靜脈的雙重血液供應。肝臟可以從肝動脈的體循環中接受由肺及其他組織運來的氧及代謝產物；又可以從門靜脈的血液獲取大量由消化道吸收的營養物質。也就是說，門靜脈主要供給肝臟營養物質，肝動脈提供氧以滿足肝臟對氧的需要。

肝臟也有兩條輸出的通路，除了經由肝靜脈與體循環相聯繫之外，還可以通過膽道系統與腸道相連，使得一些肝內代謝產物和有助消化作用的物質、有毒物質或解毒產物可以隨膽汁的分泌而排入腸道，並隨著糞便排出體外。肝表面覆蓋著緻密的結締組織被膜，並富有彈性纖維，被膜表面大部分有漿膜覆蓋。肝臟由大量的肝小葉組成，肝小葉是肝的基本結構和功能組成單位。肝小葉呈現多棱柱體，長約 2mm，寬約 1mm，成人肝臟約有 50 萬～ 100 萬個肝小葉。

肝臟的左鄰右舍多

肝臟周圍有很多「鄰居」，這些「鄰居」也都大有來頭，在人體內扮演著重要的角色。肝左葉上面是心包和心臟，右葉上面是右胸膜腔和右肺。右葉後緣內側接近食道，右葉下面接觸胃前壁。方葉下面又與幽門接觸。中部近肝門處鄰接十二指腸，後邊接觸腎和腎上腺。肝臟與周圍這些鄰居可謂是「一損俱損」，肝臟出問題時就會影響這些相鄰的器官，同樣，當周圍的器官生病時，肝臟也難以獨善其身。

不過，鄰居再多，關係也有親疏遠近。在諸多的鄰居中，肝臟與位於其下端的膽囊關係最為密切，用成語「肝膽相照」來形容其關係再貼切不過。肝細胞在一天內能不間斷地分泌膽汁，並將其儲存在膽囊中。人體進食後，膽囊中儲存的膽汁從膽囊中排出來，再經過膽總管流入十二指腸，促進小腸對脂肪性食物的消化和吸收。人體如果沒有了膽汁，攝入體內的脂肪會有大約 40% 從糞便中白白流失，還會引起脂溶性維生素的吸收不良。膽汁為黃色，主要是因為其含有膽紅素的緣故。衰老紅血球中的血紅蛋白被破壞後，會生成一種黃色的色素，這就是膽紅素。進入腸道中的膽紅素，一部分被再吸收，作為生成紅血球的原料而被再利用，同時將肝臟解毒後的代謝廢物經腸道排泄至體外。當進入腸道內的膽管被結石或腫瘤阻塞時，膽汁就不能順利流入腸道，於是膽汁中的膽紅素返流入血，皮膚和鞏膜就會出現黃染，這就是醫學上所說的「黃疸」。

3

強大的代謝和解毒功能 肝好人不老

人的生命活動是依靠機體內不斷地進行新陳代謝而維持的，作為人體最大的消化腺，肝臟是人體內物質代謝最為活躍的器官。

維持人體的能量主要來源於三大物質：蛋白質、脂肪和醣類（碳水化合物），而肝臟是這三大類物質的主要代謝場所。肝臟能夠巧妙地將它們進行加工處理，進行各種複雜的分解和重新合成，以此來滿足人體的各種需求。

蛋白質代謝

蛋白質不但是組成人體最重要的成分，也是構成肝臟各種組織細胞的基本物質。肝臟含有大量催化各類代謝反應的特殊蛋白質：酶，這種特殊的蛋白質是肝臟發揮它各種重要功能的物質基礎。由消化道吸收的胺基酸在肝臟內進行蛋白質合成、去胺、轉胺等作用，合成的蛋白質進入血液循環供全身組織需要。

肝臟合成蛋白質的能力很強，每天可以合成蛋白質約 50g，其中 80% 以上進入血液循環。肝臟除了合成蛋白質外，還可以合成與分泌 90% 以上的血漿蛋白。幾乎所有的球蛋白（γ - 球蛋白除外）、血漿白蛋白均由肝臟合成。同時肝臟也參與某些蛋白質的分解代謝，蛋白質代謝的最終產物也由肝臟進行處理。肝臟將胺基酸代謝產生的氨合成尿素，經腎臟排出體外。

脂肪的代謝

脂肪是富含熱量最多的物質，它所含的熱量是等量蛋白質和醣類的2倍多。食物中的脂肪在腸道被肝臟分泌的膽汁消化分解成為脂肪酸、甘油，經血液運往肝臟，在肝內可以合成人體所需的體脂。這些新合成體脂的一部分很快就被運往儲存部位，可以作為脂肪墊保護組織器官或能量的儲備。當饑餓時，儲存的體脂先被運送到肝臟，然後進行分解。

肝臟還是體內脂肪酸、膽固醇、磷脂合成的主要器官之一。當脂肪代謝紊亂時，可能使脂肪堆積於肝臟內形成脂肪肝。正常的肝臟含脂類約為肝臟重量的2%～5%，超過5%時即可稱為脂肪肝。

肝臟的其他代謝功能還包括酶類代謝、激素代謝、維生素代謝、電解質代謝、膽汁代謝等。肝臟在進行各種物質代謝的同時，能夠釋放出大量的能量。人在安靜狀態下所需的熱量，有1/3左右就是源自肝臟。

醣類的代謝

醣類是機體的能源和儲存物質，肝臟對醣類的代謝主要透過肝醣原的合成與分解以及糖質新生作用來進行。

當人們吃完米飯、饅頭、包子等食物後，這些食物經過消化道後被分解為葡萄糖，大部分葡萄糖由門靜脈吸收後到達肝臟。進入肝臟的葡萄糖，一部分透過肝靜脈進入體循環，使得血糖升高，一部分會轉變為肝醣原儲存。肝醣原在調節血糖濃度維持其穩定中有重要作用。當人進食時，血糖濃度升高，肝臟會攝取葡萄糖將其轉化為肝醣原儲存起來。在用餐間隔期間，當人快要感覺饑餓的時候，血糖濃度降低，肝臟就會將儲存的醣原釋放到血液中，以補充血液中糖的不足，起到了調節人體血糖的作用。

這樣，就能讓人保持全天精力旺盛，而不必每次需要能量時都要進食。

肝臟在醣代謝方面還有一個作用是糖質新生作用。乳酸、甘油、生糖胺基酸等非醣類物質轉化為葡萄糖或醣原的過程被稱為糖質新生作用，能進行糖質新生作用的組織主要是肝臟。糖質新生作用的生理意義主要是維持空腹時血糖濃度的相對恒定，即調節血糖。體內醣原儲存量有限，空腹 10 多個小時後即可能耗盡，禁食 24 小時血糖仍可以維持正常範圍，這是因為空腹或饑餓使糖質新生作用明顯加強，同時也消耗了儲存的脂肪和蛋白質。

解毒功能

肝臟不但像個「化工廠」，而且還是一個現代化的「廢物處理站」。它可以透過一系列氧化、還原、分解以及結合作用，把體內某些有毒物質乾淨俐落地處理掉，以保持人體內環境的穩定。例如，蛋白質的分解產物：氨，肝臟就能將它合成為尿素。

肝臟還能把某些對人體有害的重金屬物質分泌到膽汁中去，然後隨膽汁排到體外。像汞這種劇毒物質，肝臟就是這樣把它清理到體外的。像嗎啡和其他一些對身體有害的藥物進入人體以後，肝臟就能將它們兼收並蓄，儲存起來，然後再慢慢排泄到體外。

通常情況下，肝臟具有一定的解毒功能，但肝臟解毒作用有一定限度，如毒物過多或肝臟解毒功能發生障礙時，仍會出現中毒現象。

胚胎時期的造血功能

肝臟在人體處於胚胎期的時候還擔負著造血的功能。胚胎發育到第 6 週時，肝臟開始造血，對 9 ～ 24 週的胎兒來說，肝臟是主要的造血場所。肝臟造血以紅血球為主，同時也生成少量顆粒球和巨核細胞，但不生成淋巴細胞。在這期間，脾、腎、胸腺和淋巴結等處也參與造血的工作。脾臟產生於胚胎第 3 個月，開始以生成紅血球為主，之後也生成一定數量的顆粒球、淋巴細胞和單核細胞。胸腺為人體周圍淋巴組織提供前 T 細胞，這就是身體生成具有免疫功能的 T 淋巴細胞的來源。淋巴結參與早期生成紅血球的工作，但到胚胎發育進入第 4 個月後，就成為終身製造淋巴細胞和漿細胞的器官。當胚胎發育進入第 4 個月以後，骨髓開始造血，到第 5 個月以後，肝臟、脾臟的造血功能逐步減退，骨髓造血功能迅速增加，成為紅血球、顆粒球和巨核細胞的主要生成器官，同時也產生淋巴細胞和單核細胞。

胎兒出生以後，肝臟造血功能已停止，但脾臟仍是終身產生淋巴細胞的器官，而骨髓則是人體最重要的造血器官。

肝臟的功能

1	造血功能（胚胎時期）
2	凝血功能
3	代償和再生功能
4	參與物質代謝（醣類、蛋白質、脂肪等）
5	解毒作用
6	免疫功能
7	合成和排膽汁

4

慧眼識病 肝臟容易罹患的疾病

肝臟是人體內的一個大器官，組織結構雖然比較簡單，但是可能引起肝臟損害的因素多種多樣，包括感染、藥物、有毒物質、酒精、營養不良、代謝異常等，不同致病因素引發的疾病各異。

肝炎是肝臟最常出現的疾病，是肝臟炎性疾病的總稱。廣義的肝臟炎症實際上包括所有肝臟疾病。各種肝炎的病變主體都是肝，儘管它們都有一些類似的臨床表現，但在病原學、血清學、損傷機制、臨床經過及預後、肝外損害等方面往往有明顯的區別。

除了肝炎外，肝臟容易罹患的疾病還有酒精性脂肪肝和非酒精性脂肪肝。如果肝炎和脂肪肝得不到及時的治療控制，就會發展為肝纖維化、肝硬化、肝性腦病變、肝癌等重症。

肝炎的致病因素與類型

引起肝炎的致病因素很多，如病毒、細菌、寄生蟲、化學毒物、藥物、酒精等，這些因素侵害肝臟，導致肝細胞受到破壞，肝臟的功能受損，進而會引起身體出現一系列不適症狀，以及肝功能指標的異常。

肝炎通常可以分為多種不同的類型：根據病因，可分為病毒性肝炎、藥物性肝炎、酒精性肝炎、中毒性肝炎、自體免疫性肝炎、缺血性肝炎以及遺傳代謝性肝炎等；根據病程長短，可分為急性肝炎、慢性肝炎等；根據病情的輕重程度，慢性肝炎又可分為輕度、中度、重度等。臨床上對肝炎的診斷，通常是結合了上述多種分類方法進行分類的。

知己知彼方能百戰不殆，要想保護好肝臟，就應該對一些常見的肝病有所瞭解，並掌握一些基礎知識，做到早發現、早治療，將疾病在萌芽狀態消滅。

5

病毒性肝炎傳染性較強

病毒性肝炎是由多種肝炎病毒引起的常見傳染病，具有傳染性較強、傳播途徑複雜、流行面廣泛、發病率高等特點。

臨床上主要表現為無緣無故的疲勞乏力、食慾減退、消化功能差、厭惡吃油膩食物、無饑餓感、噁心、嘔吐、肝疼痛、肝大及肝細胞損害，部分患者可能有黃疸（眼睛和皮膚發黃）、尿黃、發燒、腹痛、蕁麻疹、關節痛或上呼吸道感染（俗稱感冒）等症狀。慢性感染者有時候僅有輕微症狀甚至無任何臨床症狀。

這些症狀容易被患者忽視或者與其他疾病混淆，確認肝臟疾病最好及早去醫院接受正規的檢查。從近年來的實際情況看，肝炎病毒主動檢查率很低，大多數患者都是在進行其他疾病治療中被查出患有肝炎。

病毒性肝炎如果不及時治療，其對健康的損害不容小覷。據估計，全球半數以上的肝硬化和肝癌是由病毒性肝炎引起的。

病毒性肝炎主要有 5 種，B 型肝炎、C 型肝炎、D 型肝炎最兇險

根據致病病毒的不同，病毒性肝炎可分為多種類型，目前國際上公認

的病毒性肝炎主要有 A 型（HAV）、B 型（HBV）、C 型（HCV）、D 型（HDV）、E 型（HEV）肝炎 5 種。

A 型肝炎是由 A 型肝炎病毒感染引起的，為一種以肝損害為主的傳染性疾病，潛伏期 2 ～ 4 週，主要透過糞口途徑傳播。

B 型肝炎是由 B 型肝炎病毒感染引起的，主要透過血液及其他體液如精液、陰道分泌物、唾液等途徑傳染，潛伏期 4 ～ 24 週。

C 型肝炎是由 C 型肝炎病毒經過血液傳播引起的，其臨床症狀一般較輕，但極易慢性化，潛伏期 2 週～ 6 個月，通常為 6 ～ 9 週。

D 型肝炎是由 D 型肝炎病毒引起的，急慢性 D 型肝炎患者或 D 型肝炎病毒攜帶者為其傳染源，潛伏期 2 ～ 8 週。傳播途徑和 B 型肝炎類似，主要透過血液及其他體液如精液、陰道分泌物、唾液等途徑傳染。

E 型肝炎是由 E 型肝炎病毒感染引起的，潛伏期 15 ～ 64 天，平均 26 ～ 42 天。

其中，A 型、E 型肝炎臨床上多為急性發病，屬於自限性疾病，經過治療多數患者在 3 ～ 6 週康復，一般預後良好，較少轉為慢性肝炎。B 型、C 型和 D 型肝炎病程複雜，容易發展為慢性肝炎，如果不及時治療，拖延下去會發展為肝硬化或肝癌，其病程呈現典型的「三步化」，即「活動性肝炎→肝硬化→肝癌」的變化過程。研究發現，慢性 B 型、C 型肝炎與原發性肝癌的發生有密切關係。

病毒性肝炎的傳播特點

相關統計資料顯示，全球約有 4 億病毒性肝炎患者，每年奪取 145 萬患者的生命，使之成為世界死亡率最高的疾病之一。B 型肝炎和 C 型肝炎引起的肝癌死亡約占 80%。B 型肝炎占所有肝炎病例的 50%。

B 型肝炎病毒能干擾肝功能並造成病理損害，一小部分受感染者無法消滅該病毒而成為慢性感染，進而面臨死於肝硬化和肝癌的危險。

B 型肝炎病毒透過與受感染者的血液或體液接觸傳播，這與人類免疫缺乏病毒（愛滋病毒）的方式相同。但是，B 型肝炎病毒的感染性比愛滋病毒高 50 ～ 100 倍。

B 型肝炎、C 型肝炎病毒的主要傳播途徑在日常生活中有許多表現形式，如血液傳播途徑並不單單只有輸血，像紋身、抽脂、割雙眼皮、穿耳洞、修腳等一些創傷性或皮膚黏膜損傷性美容項目，在操作中都會或多或少接觸到血液，一旦這些項目中使用的器具沒有經過完全的消毒或消毒不徹底，被傳染的風險就會加大。另外，共用刮鬍刀、牙刷等也會增加被傳染的機率。

當聽說周圍有人罹患 B 型肝炎或 C 型肝炎時，有些人害怕自己被傳染，所以就對他們採取避之唯恐不及的態度。實際上，B 型肝炎和 C 型肝炎病毒不會透過呼吸道和消化道傳播。因此，在日常的工作或學習時接觸，如握手、擁抱、在同一辦公室工作、共用辦公用品、住同一宿舍、在同一餐廳用餐和共用廁所等無血液暴露的接觸，不會感染 B 型肝炎或 C 型肝炎病毒。研究也未發現 B 型肝炎和 C 型肝炎病毒經吸血昆蟲（蚊子和臭蟲等）傳播。

病毒性肝炎的治療原則

病毒性肝炎患者應遵從醫囑，進行規範化治療，切忌自行停藥或輕信虛假廣告。

A 型肝炎和 E 型肝炎絕大多數是急性病毒性肝炎，經及時規範治療，多數患者半年內可以完全康復。少數重症患者有肝衰竭危險，應予以重視。

B 型肝炎容易轉為慢性疾病，目前尚無有效藥物可以完全清除 B 型肝炎病毒，但經規範的抗病毒治療，可以最大限度地抑制病毒複製，延緩和減輕肝臟損害，阻止肝硬化、肝癌及其併發症的發生，改善生活品質和延長生命。

B 型肝炎病毒治療的過程至少要兩年以上，在開始治療時，最好選用抗病毒能力強和抗藥性發生率低的藥物。

在服藥的過程中，抗藥性是不少患者最擔心的問題。抗藥性會導致抗病毒藥物失效，病毒反彈，患者因此不得不加用藥物或者更換藥物，這不僅會增加額外的治療成本，而且還會大大增加後續治療方案發生抗藥性的可能性。

世界衛生組織推薦的一線治療慢性 B 型肝炎的口服藥物是替諾福韋（惠立妥）和恩替卡韋（貝樂克）。但是，為了減少抗藥性的發生，患者在進行初次治療時不要自己盲目服用藥物，一定要尋找正規醫療機構，在醫生的指導下，結合自己的實際狀況，選擇適合自身的藥物，從而免受抗藥性困擾，持久穩定地控制病情。

在治療的過程中，患者要樹立信心、保持耐心，遵從醫囑、積極配合治療，並堅持定期檢查，以確保治療效果。相反，任意選藥、隨意換藥、自行停藥，以及不按時複診檢查，均可能會引發病毒抗藥性、病情反彈或復發。在診斷和治療過程中切勿輕信過度宣傳和虛假廣告，以免造成病情延誤和經濟損失。

C 型肝炎也容易轉為慢性疾病，經過規範全療程的抗病毒治療，絕大多數患者可以治癒。所有病毒性肝炎患者應避免酗酒、吸菸、不合理用藥等加重肝臟損害的行為。

各型肝炎的特點

種類	傳播途徑	臨床症狀	防治原則
A 型肝炎	由A型肝炎病毒引起，主要存在於感染者的糞便中，透過使用受污染的水或者食物傳播，某些性行為也能夠傳播。流行病學調查顯示，A型肝炎的感染常因年齡與地區不同而有所差異，年齡越大，感染率越高，且農村高於城市。	典型病例發病初期常有乏力、厭食、噁心、嘔吐等症狀，隨後出現黃疸，小便深黃，大便灰白，皮膚鞏膜黃染，肝脾大，體溫升高，A型肝炎患者還可能會出現腹瀉、肌肉疼痛、咽喉炎等症狀。	接種A型肝炎疫苗。做好環境衛生，加強水源和糞便管理，改善供水條件；養成良好的個人衛生習慣，飯前便後洗手，不吃生食，不飲生水，可以有效預防A型肝炎和E型肝炎。 治療原則是:1.休息。急性肝炎患者早期應住院或就地隔離治療休息。2.飲食。急性肝炎食慾不振者，應吃易消化的清淡食物，有明顯食慾下降或嘔吐者，可以在靜脈滴注10%葡萄糖。3.藥物治療。目前治療急性肝炎的中西藥物療效無明顯差別，用藥種類不宜太多，時間不宜太長，用藥要簡化，不主張常規使用腎上腺皮質激素治療急性肝炎。

種類	傳播途徑	臨床症狀	防治原則
B 型肝炎	B 型肝炎病毒透過接觸受感染的血液、精子及其他體液傳播。在分娩時透過受感染母親傳播給嬰兒，或透過家庭成員傳染給嬰兒。病毒也可能透過使用 B 型肝炎病毒污染過的血液和血液製品、在醫療操作中採用污染性注射器械和注射毒品傳播。	大部分患者感染 B 型肝炎病毒之後，不會出現臨床症狀，以隱性感染為主。有一部分患者會出現臨床症狀，表現為全身乏力、食慾減退、噁心、嘔吐、厭惡油膩食物、腹瀉及腹脹，部分患者有發燒（一般不超過 38.5°C）、黃疸等症狀，體檢可能發現肝脾大，肝臟觸痛或叩痛。如果近期出現不明原因的明顯乏力和消化道症狀，持續一週以上，需要去醫院進行檢查。	接種 B 型肝炎疫苗是最安全有效的預防措施。除新生兒外，成年高風險族群如醫務人員、經常接觸血液及血液製品人員、托幼機構工作人員、經常接受輸血及血液製品者、免疫功能低下者、職業易發生外傷者、B 型肝炎病毒表面抗原陽性者的家庭成員、男性同性性行為者、有多個性伴侶者或注射、吸食毒品者等也應該接種 B 型肝炎疫苗。 B 型肝炎容易轉為慢性，目前尚無有效藥物可以完全清除 B 型肝炎病毒，但經規範的抗病毒治療，可以最大限度抑制病毒複製，延緩和減輕肝臟損害。

種類	傳播途徑	臨床症狀	防治原則
C 型肝炎	C 型肝炎病毒多數是透過接觸受感染血液傳播。使用 C 型肝炎病毒污染過的血液和血液製品，在醫療操作中採用帶有污染的注射器械以及注射毒品均可能造成病毒傳播。它還有可能透過性途徑傳播。	C 型肝炎病毒主要侵犯肝臟，可能導致慢性肝炎，部分患者容易發展為肝硬化甚至肝癌。大部分患者無明顯症狀和體徵，部分患者有乏力、食慾減退、噁心、腹脹和右季肋部不適或疼痛。部分急性 C 型肝炎患者可能有輕度肝脾腫大，少數可能伴低熱或出現黃疸，部分可能有關節疼痛等肝外表現。部分慢性 C 型肝炎患者有肝病面容、黃疸、肝掌、蜘蛛痣及輕度肝脾大。C 型肝炎患者症狀的有無或其嚴重程度與肝臟病變的發展不成正比。	目前尚無 C 型肝炎疫苗，但採取有效措施切斷傳播途徑，C 型肝炎是可以預防的。 預防措施是拒絕毒品，不共用針具注射毒品；杜絕非法採血、供血；避免不必要的注射、輸血和使用血液製品；到正規的醫療衛生機構進行注射、輸血和使用血液製品，可以大幅減少感染 C 型肝炎病毒的風險。正確使用保險套，避免不安全的性行為。感染 C 型肝炎病毒的婦女如有生育意願，最好在 C 型肝炎治癒後懷孕。 C 型肝炎治療的目的是徹底清除或持續抑制患者體內的 C 型肝炎病毒，標準治療方法是干擾素聯合雷巴威林 (Ribavirin) 抗病毒治療。
D 型肝炎	D 型肝炎病毒的傳播途徑與 B 型肝炎病毒相似，主要透過血液傳播，如針刺、破損的皮膚黏膜等，也可能透過性傳播和母子傳染（垂直傳染），並有家庭聚集現象。	急性 D 型肝炎有兩種形式，一種為與 B 型肝炎病毒同時感染，另一種為與 B 型肝炎病毒覆加感染。 B 型肝炎病毒與 D 型肝炎病毒聯合感染的急性肝炎，大多數表現經過為急性自限性肝炎，症狀與體徵和急性 B 型肝炎相同，如果患者有血清轉胺酶及膽紅素呈現雙峰升高，更應懷疑為聯合感染，少數患者表現為急性重症肝炎。	D 型肝炎的治療原則和 B 型肝炎一樣。安全有效的 B 型肝炎疫苗能夠為抵禦 D 型肝炎病毒感染帶來保護。在治療的過程中，對住院患者中的 D 型肝炎患者要進行隔離。

種類	傳播途徑	臨床症狀	防治原則
E 型肝炎	E 型肝炎是一種經飲食（水）傳播的疾病，多數 E 型肝炎暴發都與受污染的水或食品供應有關。流行病學調查顯示，E 型肝炎患者大多在發病前 15 ～ 75 天內有不乾淨的飲食（水）史、接觸 E 型病毒性肝炎患者史，或有到 E 型病毒性肝炎高發區或流行區出差、旅遊史。	E 型肝炎患者感染初期主要表現為無原因的食慾減退、持續乏力，發燒、出現黃疸。有時伴有嘔吐腹瀉，體徵主要有肝脾大，肝區壓痛，叩擊痛，其表現與 A 型肝炎相似，生化檢驗可以發現膽紅素異常、轉胺酶異常。	預防 E 型肝炎，需要確保飲用水的安全，採用妥善的垃圾處理方式。個人要保持良好的衛生習慣，用潔淨的水洗手，特別是在接觸食物之前。不要飲用不乾淨的水。E 型肝炎的治療原則是：1. 急性 E 型肝炎為自限性疾病，無需特殊治療，一般不需要住院治療，主要用支持療法和對症治療。2. 重度型 E 型肝炎要加強對患者的監護，密切觀察病情。預防各種併發症，如肝性腦病變等。

6

酒精性肝炎 酗酒的代價

「酒是糧食精，越喝越年輕！酒是長江水，越喝人越美！」對於好酒之人來說，這是酒桌上最常聽到的勸酒詞，不過詞中所說的「年輕、美麗」無非是人的一種美好願望罷了。真實的情況是，酒既不會讓酗酒者變得年輕，更不會變美，而是對人體的危害相當大，特別是對肝臟的損傷尤盛。

酒精最易損肝臟

長期大量飲酒容易導致酒精性肝病，這也是酒精所導致的最常見的臟器損害。酒精性肝病在初期表現為酒精性脂肪肝，進而可能發展成酒精性肝炎、肝纖維化和肝硬化。酒精進入人體後只有大約 10% 從腸胃排出，其餘的 90% 會在肝臟中代謝。酒精引起肝臟損傷主要是因為酒精在進入體內後，身體在代謝過程中會產生大量的菸鹼醯胺腺嘌呤二核苷酸（NADH），改變了肝細胞內的氧化還原狀態，從而使肝細胞受損；另一方面，酒精在代謝過程中產生的中間產物乙醛，對肝細胞有明顯的毒性作用，它可以與多種蛋白質結合，影響肝細胞的功能，導致肝細胞脂肪變性及壞死，並發生纖維化，進而會有發展成肝癌的傾向。嚴重酗酒時可能誘發廣泛肝細胞壞死，甚至肝功能衰竭。

酒精性肝炎是短期內肝細胞大量壞死引起的臨床病理改變，可能發生於有或無肝硬化的基礎上，主要表現為血清中丙胺酸轉胺酶（ALT）與天門冬胺酸轉胺酶（AST）升高，血清總膽紅素（TBIL）明顯增高，可能伴有發燒、外周血中性顆粒球升高。

在臨床上，酒精性肝炎可分為 3 個階段，初期通常表現為酒精性脂肪肝，進而可能發展為酒精性肝炎、肝纖維化和肝硬化，它們可以單獨存在或同時並存。嚴重酗酒時可能誘發廣泛肝細胞壞死，甚至肝功能衰竭。重症酒精性肝炎是指酒精性肝炎患者出現肝功能衰竭的表現，如凝血機制障礙、黃疸、肝性腦病變、急性腎衰竭、上消化道出血等，常伴有內毒素血症。

酒精性肝炎的危險因素

影響酒精性肝炎的因素較多，主要危險因素包括飲酒量、飲酒年限、酒精度數、飲酒方式、性別、種族、肥胖、肝炎病毒感染情況、遺傳因素、營養狀況等。目前，由酒精引起的肝損害已經成為一個不可忽視的問題。根據流行病學調查資料，酒精所造成的肝損傷是有閾值效應的，即達到一定飲酒量或飲酒年限，就會大大增加肝損害風險。有長期飲酒史，一般超過 5 年，折合乙醇量男性 ≥40g/ 天，女性 ≥20g/ 天，或 2 週內有大量飲酒史，折合乙醇量＞ 80g/ 天，即容易罹患酒精性肝炎。

飲酒方式也是酒精性肝損傷的一個危險因素，空腹飲酒比用餐的飲酒方式更容易造成肝損傷。女性對酒精引起的肝損傷更敏感，與男性相比，更小劑量或更短的飲酒年限就可能出現嚴重的酒精性肝病。飲用同等量的酒精飲料，男女血液中酒精數值明顯有差異。另外，家族、遺傳以及個體差異也是酒精性肝病的重要危險因素。

對於正在服藥的患者來說，更忌諱在服藥期間飲酒。因為酒的主要成分是乙醇，乙醇除了加速某些藥物在體內的代謝轉化、降低療效外，還能誘發藥品不良反應。長期飲酒可能引起肝功能損傷，影響肝臟對藥物的代謝功能，使藥品的不良反應增加。

7

藥物性肝損傷 藥物的不良反應

人們常說「是藥三分毒」，這是有一定道理的。一些人在患病期間服用某類藥物的時候，雖然對治療自己的疾病有效，但同時也給身體內其他的器官帶來了隱患，這也屬於藥物的副作用。

損害肝臟的藥物有 1,100 多種

不少藥物都可能對肝臟造成損害，醫學上稱之為藥物性肝損傷，它是最常見和最嚴重的藥物不良反應之一，重者可能導致急性肝衰竭甚至死亡。藥物性肝損傷又稱藥物性肝炎，是指由各類處方或非處方的化學藥物、生物製劑、傳統中藥、天然藥、保健品、膳食補充劑及其代謝產物乃至輔料等所誘發的肝損傷。

肝臟是藥物濃集、轉化、代謝的重要器官，大多數藥物在肝內透過生物轉化而清除，但臨床上某些藥物會損害肝細胞，導致肝細胞變性、壞死及肝臟生化檢查異常，引起急性或慢性藥物性肝炎。目前已知全球有 1,100 多種上市藥物具有潛在肝毒性，常見的包括非甾體類抗炎藥、抗感染藥物（含抗結核藥物）、抗腫瘤藥物、中樞神經系統用藥、心血管系統用藥、代謝性疾病用藥、激素類藥物、某些生物製劑以及傳統中藥等。不同藥物

可能導致相同類型肝損傷，同一種藥物也可能導致不同類型的肝損傷。

藥物導致的肝細胞損傷可分為兩大類，一類是有些藥物本身或其在體內的代謝物具有肝臟毒性，應用此類藥物時，有些患者可能出現肝損傷，而且用藥劑量越大、時間越長，發生肝損傷的風險也增大。例如許多感冒藥、退燒藥和止痛藥中都含有乙醯胺基酚（撲熱息痛），如果同時服用兩種感冒藥，或同時吃退燒藥和止痛藥，容易造成乙醯胺基酚攝入過量，可能造成急性肝損傷，嚴重者還會引起肝衰竭甚至死亡。

另外一類是，藥物本身或其在體內的代謝產物對肝臟並沒有直接毒性作用，造成肝損傷的原因可能與藥物在體內代謝的遺傳因素或對藥物成分過敏相關，因為不同的人對同一種藥物的代謝可能存在個體差異。有些藥物單獨服用，對肝臟的危害不大，但同時服用，可能會帶來嚴重的後果，因為藥物之間可能發生相互作用。一般來說，通常名字中含有「酊」字的藥物，都含有酒精，不可與頭孢、甲硝唑等同時服用，即使停藥後，一兩週內也要遠離酒精。

很多人只重視西藥對肝臟的損害，卻忽視了中藥的損害。目前已經發現有 100 多種中藥材對肝細胞有損害，如蒼耳子、川楝子、黃藥子、雷公藤、桑寄生、薑半夏、蒲黃等，其中以前 3 種藥對肝臟的毒害最大，可能引起肝大、疼痛，轉胺酶升高，甚至出現黃疸。

有時候自身難覺察

對於藥物引起的肝損害，有時患者自身的感受並不明確或嚴重，但臨床上肝損傷已經存在或被發現時已經發展到非常嚴重的程度。急性藥物性肝損害的臨床表現通常無特異性。潛伏期差異很大，可能短至 1 至數日、長達數月。多數患者無明顯症狀，僅有血清谷丙轉胺酶（丙胺酸轉胺酶，ALT）、血清谷草轉胺酶（天門冬胺酸轉胺酶，AST）等肝臟生化指標不同程度的升高。部分患者有乏力、食慾減退、厭惡油膩食物、肝區脹痛及上腹不適等消化道症狀。膽汁淤積明顯者可能有全身皮膚黃染、大便顏色變淺和瘙癢等症狀。少數患者有發燒、皮疹、嗜酸性顆粒球增多甚至關節酸痛等過敏表現，還可能伴有其他肝外器官損傷的表現。病情嚴重者可能出現急性肝衰竭或亞急性肝衰竭。

慢性藥物性肝損傷在臨床上可能的表現為慢性肝炎、肝纖維化、代償性和失代償性肝硬化、慢性肝內膽汁淤積和膽管消失症候群等。少數患者還可能出現肝竇阻塞症候群／肝小靜脈閉塞病及肝臟腫瘤等病症。肝竇阻塞症候群／肝小靜脈閉塞病可能呈現急性症狀，並有腹水、黃疸、肝大等表現。

老人和兒童更容易發生藥物性肝損害

與健康成人相比，兒童的肝臟尚未發育完善，老年人的肝臟代謝功能下降，因此這兩類族群更易發生藥物性肝損傷。一些慢性病患者，如糖尿病、慢性肝炎患者等因為疾病造成肝臟功能受損，或因為長期服用一種或多種藥物，也更容易受到藥物性肝損傷的影響。此外，流行病學調查還顯示，肥胖者、過敏體質者、酗酒者、腎功能不全者也更容易發生藥物性肝損傷。因此，這類族群在接受藥物治療時需要格外注意。

要減少藥物對肝臟的損害，需要遵循臨床指南合理用藥，做到嚴格按病情合理選擇藥物種類、劑量和療程，控制藥物處方量，肝毒性大的藥物儘量避免聯合應用，避免濫用藥物。患者用藥前，要仔細閱讀藥物說明書，瞭解藥物的治療劑量、療程、是否對肝臟有影響、與其他藥物的相互作用、注意事項等。因患有其他疾病需要長期服藥的患者，在用藥期間要定期進行肝臟生化檢查。

8

脂肪肝 肝細胞脂肪蓄積過多

脂肪肝是以肝細胞脂肪變性和脂肪堆積為特徵的臨床病理改變，是肝纖維化和肝硬化等疾病的過渡階段。

脂肪肝由多種原因引發

脂肪肝並不是一種獨立的疾病，而是各種原因引起的肝臟脂肪蓄積過多的一種病理狀態。長期研究發現，引起脂肪肝的因素較多，可能是肝臟直接受毒性物質損傷所導致，如酒精、藥物、營養不良（缺乏或過剩）；亦可能是肝臟間接受到損傷所導致，例如感染、代謝及內分泌疾病（糖尿病、高血脂等）、慢性貧血、循環衰竭、惡性腫瘤等。

根據有無過量飲酒史，一般將脂肪肝分為酒精性脂肪肝（ALD）和非酒精性脂肪肝（NALD），非酒精性脂肪肝包括肥胖性脂肪肝、營養失調性脂肪肝、藥物性脂肪肝、妊娠急性脂肪肝、糖尿病性脂肪肝、高血脂脂肪肝等。與病毒性肝炎一樣，脂肪肝也有急性和慢性之分，前者在臨床上較為少見，目前最多的是慢性脂肪肝。

根據光學顯微鏡下肝細胞內脂滴的大小，脂肪肝可分為小泡性脂肪肝和大泡性脂肪肝。前者通常發病急、病情重，表現為急性脂肪肝；後者發病隱匿，臨床症狀輕微且無特異性，表現為慢性脂肪肝。

急性脂肪肝的病因主要包括妊娠急性脂肪肝、雷氏症候群、部分藥物中毒、磷和四氯化碳等毒素中毒，其中以妊娠急性脂肪肝為常見病因。

妊娠急性脂肪肝病情十分兇險，常常危及母子生命，應及時剖腹產終止妊娠才能阻止病情進展。這種病一般發生於初次妊娠的第 7 ～ 9 個月，常因為呼吸道感染或靜滴大劑量四環素後發病。在發病初期僅有食慾減退、噁心、嘔吐、全身乏力、上腹痛或頭痛等症狀，但病情進展迅速，類似暴發性肝炎，往往在數天至 1 週內便可能出現黃疸且呈現進行性加深。血液學檢查中會發現總膽紅素、直接膽紅素、血氨升高，而血糖、膽鹼酯酶下降。如果同時血清中的肌酸酐和尿素氮升高、凝血酶原時間延長，甚至出現彌漫性血管內凝血，則表示病情嚴重，病死率高。預防呼吸道感染和避免使用四環素有助於減少妊娠急性脂肪肝的發生。

脂肪肝分類表

脂肪肝	酒精性脂肪肝	
	非酒精性脂肪肝	肥胖性脂肪肝
		營養失調性脂肪肝
		藥物性脂肪肝
		妊娠急性脂肪肝
		糖尿病性脂肪肝
		高血脂脂肪肝

脂肪肝的危害大

脂肪肝的危害並不僅僅限於肝臟本身，研究顯示，非酒精性脂肪肝是代謝症候群的組成部分和重要的預警信號。代謝症候群是伴有胰島素阻抗的一組疾病聚集，因此非酒精性脂肪肝患者極易發生糖尿病、高血脂、高血壓、冠心病、腦血管疾病等多元代謝紊亂，而這些代謝紊亂反過來又促進肝病的進展，增加惡性腫瘤和心腦血管事件的發生，非酒精性脂肪肝與代謝症候群互為因果，即使是不伴有肝功能損害的單純性脂肪肝，其對糖尿病和心腦血管疾病發生和進展的影響也不容忽視。

在正常情況下，肝臟只含有少量脂肪，約占肝臟重量的 3% ～ 5%，其中一半為中性脂肪（三酸甘油酯），其餘為卵磷脂和少量的膽固醇。當肝臟內的脂肪含量在一些異常情況下逐漸增加到占肝臟重量（濕重）的 10% 時即為脂肪肝。脂肪肝按照肝臟脂質占肝濕重的比例可分為輕度（含脂肪 5% ～ 10% 或肝臟每單位面積見 1/3 ～ 2/3 的肝細胞脂變）、中度（含脂肪 10% ～ 25% 或 2/3 以上肝細胞脂變）、重度（含脂肪 25% ～ 50% 或以上，或幾乎所有肝細胞均發生脂肪變）三種。

根據肝組織病理學變化，可將脂肪肝分為三個時期：I 期為不伴有肝組織炎症反應的單純性脂肪肝；II 期為伴有肝組織炎症和肝纖維化的脂肪性肝炎；III 期為脂肪性肝硬化。

輕度脂肪肝也要重視治療

輕度脂肪肝可能無臨床表現，部分患者表現為疲乏、食慾差、噁心、口臭、腹脹、便祕等，能透過超音波等檢查被發現。中重度脂肪肝症狀較明顯，表現為上述症狀加重，肝區不適或隱痛，轉胺酶升高等。重症患者可能出現肝硬化等表現，除肝臟表現外，還可能同時伴有糖尿病、高血脂、高血壓、冠心病、腦血管疾病等。

脂肪肝早期是脂肪肝防治的最佳階段，同時也是最容易被忽視的危險階段。如能及早發現，及時治療，可以完全恢復正常。單純性脂肪肝是各種肝毒性損害的早期表現，如果能及時去除病因和誘因，肝內脂肪沉積可能在數月內消退。例如，合理的能量攝入以及飲食結構調整、中等量有氧運動、糾正不良生活方式和行為。又如，戒酒對酒精性脂肪肝絕對有效；所有體重超重、內臟性肥胖以及短期內體重增長的脂肪肝患者，如果能有效控制體重和減小腰圍，則肝內脂肪沉積也可能很快消退。

脂肪肝無論是否伴有肝纖維化，都是完全可逆性疾病。只是需要較長的治療時間，且需要在改變生活方式和控制原發疾病的基礎上，加用護肝抗炎藥物，肝病才能完全康復。所以，要加強脂肪肝的早期診治，部分脂肪肝患者難以康復的原因可能是治療不及時或治療方法不當或療程不夠長。

脂肪肝患者併發肝硬化、肝癌的機率是正常人的 150 倍。目前，脂肪肝的發病率正逐年提高，以營養過剩型脂肪肝的發病族群最多，患者以中青年男性為主。臨床調查中發現，不少在體檢中曾查出輕度脂肪肝的患者，當時認為脂肪肝不是什麼大病，自身也沒有明顯的不適，所以對此放任不理，不但不去積極治療，也不改變生活方式。還有少數患者也曾努力在生活中減少高脂飲食、多運動、少飲酒，但因為缺乏毅力，最終沒有長期堅持，再加上對脂肪肝的危害缺乏充分認識，結局是不了了之。由於缺乏重視和治療，不少輕度脂肪肝最後發展成了中重度，出現肝功能異常、乏力，甚至已經發展到肝纖維化和肝硬化，才引起他們的重視，這時往往錯過了最佳的治療時期。

一旦脂肪肝發展到中期，就意味著脂肪代謝存在異常，肝功能受到了一定的損害，在肝臟內合成的磷脂和血漿脂蛋白、白蛋白開始減少，會影響神經和血管功能，引起記憶力衰退和動脈粥狀硬化。中期脂肪肝也意味著肝細胞開始慢性纖維化，並逐步形成肝硬化，當肝硬化形成後，體內免疫球蛋白含量會明顯降低，容易發生各種感染性疾病。因此一旦發現自己患上了脂肪肝，切勿不當回事，要及時去醫院診治。對中度以上的脂肪肝更不能掉以輕心，特別是重度脂肪肝預後與肝硬化差不多，最後可能發展到肝功能衰竭、肝昏迷、門靜脈高壓伴上消化道出血等。

在治療脂肪肝的過程中，患者一定要有耐心，不要操之過急，因為迄今為止尚無防治脂肪肝的特效藥。無論是酒精性肝病，還是非酒精性脂肪性肝病，都屬於「慢性疾病」，需要較長時間的治療。短期治療即使有效，也容易復發。

9

肝硬化 各種慢性肝臟疾病的晚期表現

肝硬化是一種臨床常見的由多種病因引起的慢性、進行性肝臟損害，是各種慢性肝臟疾病的終末階段，即晚期表現。肝硬化在病理上以肝臟廣泛纖維化和小葉結構破壞伴假小葉形成為特徵，肝細胞功能障礙和門靜脈高壓為其主要臨床表現。

嚴格來講，肝硬化不是一種獨立的疾病，它是由很多不同病因引起的慢性、進行性、彌漫性肝臟病變。

肝硬化很可怕，會導致多臟器跟著受累

不論引起肝硬化的病因如何，其發展路徑基本相似：首先是長期的慢性肝臟病變使得肝臟內纖維組織增生，大量的肝細胞變性壞死、肝小葉纖維支架塌陷；殘存的肝細胞不再沿著原來的支架排列再生，而是形成了不規則的結節狀肝細胞團，即再生結節。自匯管區和肝細胞膜有大量纖維結締組織增生，形成纖維間隔，包繞再生結節或將殘留的肝小葉重新分隔，改建為假小葉，這就是肝硬化已經形成的典型形態改變。

肝硬化會造成肝內血循環的紊亂，血管受到再生結節的擠壓，肝內門靜脈、肝靜脈和肝動脈三者之間相互出現交通吻合支等，這些因素是形成

門靜脈高壓症的基礎，更加重了肝細胞的營養障礙，促進肝硬化進一步惡化。臨床上患者會表現出多臟器受損害，以肝功能損害和門靜脈高壓為主要表現，晚期常常出現消化道出血、肝性腦病變、繼發感染等非常嚴重的併發症。

肝硬化可能發生於任何年齡，但多見於 35 ～ 50 歲，男性患者多於女性。肝硬化早期在醫學上稱為代償期，即雖然有病但是透過自身的調節還可以維持正常。這個時期由於纖維組織的增生，肝臟大多仍有炎症、充血、水腫等改變，肝臟體積會變大，表面顏色變暗，用手可以在右側肋骨邊緣下摸到增大的肝臟，感覺質地比較堅硬。

肝硬化在代償期較為隱匿，患者可能無任何不適的感覺，或僅有輕微的不適感，容易被忽略。這個時期可能長達 3 ～ 5 年，甚至 10 年以上。因此，很多人即使患上肝硬化，但依舊茫然不知，最終錯過了最佳治療時期。

肝硬化後期在醫學上稱為失代償期，就是透過自身的調節無法維持正常，病情越來越重。此時由於增生的纖維組織會發生收縮，肝臟體積會收縮變小，質地更加堅硬，肝臟表面可以見到凹凸不平的結節，顏色更加灰暗且無光澤。此時反而不能在體表觸及肝臟。患者在這個時期會有典型的臨床表現，如疲倦乏力、出現「肝病面容」、消化不良、腹瀉、黃疸、內分泌系統紊亂等。一旦有明顯的肝硬化表現時，往往病情已經較重，治療起來也頗為棘手。

病因多種多樣

在臨床上，引起肝硬化的病因多種多樣，常見的有肝炎引起的肝炎後肝硬化、酒精性肝硬化、膽汁淤積引起的膽汁性肝硬化、寄生蟲性肝硬化、中毒性肝硬化、循環障礙性（心源性）肝硬化、營養不良性肝硬化等。一些遺傳性疾病，如肝豆狀核變性，以及由於體內鐵代謝障礙，導致大量鐵在肝內沉積所導致的「血色病」，均可能導致肝硬化的形成。

目前認為肝硬化主要是由 B 型、C 型、D 型病毒性肝炎緩慢發展而成。病理組織學上有廣泛性的肝細胞變性、壞死、再生、纖維化、形成結節，導致肝小葉結構破壞和假小葉形成，肝臟逐漸變形、變硬而發展為肝硬化。酒精性肝硬化，主要是由於長期過度飲酒，使肝細胞反覆發生脂肪變性、壞死和再生，最終導致肝纖維化、肝硬化。酒精性肝病在病理上表現為三部曲：酒精性脂肪肝→酒精性肝炎→酒精性肝硬化，且三者常合併存在。

在一些亞洲國家，B 型肝炎病毒的感染是引起肝硬化的最常見原因，而在歐美等國家，酗酒所導致的酒精性肝硬化較為常見。近年來，由於吸毒、輸血污染等原因，C 型肝炎病毒感染所導致的肝硬化也有上升趨勢。

肝硬化的診斷方法

目前，肝硬化診斷的「金標準」是肝臟切片檢查，肝臟廣泛纖維化和小葉結構破壞伴假小葉形成為其主要特徵。較為遺憾的是，肝臟切片檢查確診大結節性肝硬化僅為 40% 左右，小結節性肝硬化為 60% 左右。此外，由於肝臟切片檢查為創傷性檢查，患者和醫生接受度差，且有一定的併發症，因此其臨床應用受到一定限制。為解決這個問題，血清學及影像學等無創診斷技術在近年得到重視，並為臨床工作提供了便利。

血清學象徵物主要包括細胞外基質合成中的纖網蛋白、Ⅲ型前膠原、Ⅳ型膠原、血清玻尿酸、層黏蛋白、N- 聚醣等；脯氨醯羥化酶、脯胺酸肽酶、基質金屬蛋白酶及其抑制物等膠原酶類。肝功能相關的常規實驗室檢查，如 AST、ALT、GGT（丙麩胺醯氨轉酸酶）、ALP（鹼性磷酸酶）、白蛋白、凝血酶原時間、總膽紅素和血小板計數等。影像學檢查主要包括超音波、電腦斷層掃描（CT）、磁共振造影（MRI）等。

除了醫學檢查外，肝病患者在日常生活中要注意自己的身體狀況，如果身體出現精神狀態變差、容易疲勞、食慾減退、腹部脹滿、不明原因的低熱或黃疸等情況，要及時去醫院就診，查明情況。

預防是關鍵

肝硬化目前無特效治療，關鍵在於早期診斷，針對病因給予相應處理，阻止肝硬化進一步發展，後期積極治療併發症，終末期則只能依賴於肝移植。

肝纖維化是指肝臟內纖維組織不僅比例增加，而且它們在肝內的分佈、結構與正常相比也發生異常。各種導致肝臟慢性損傷的因素均可能導致肝纖維化的發生。

肝纖維化和肝硬化從實質上講只是病情發展的不同程度。肝纖維化是肝硬化的前驅階段，是肝硬化的必經之路，而「假小葉」的形成是從肝纖維化發展為肝硬化的象徵。

另外一個重要的區別是，一旦發生肝硬化，病變就不太可能逆轉，而肝纖維化時，只要去除引起肝臟病變的原因，加上其他抗纖維化的治療，病變是可以被逆轉的。所以，早期診斷並判斷肝臟纖維組織增生的情況對於緩解或避免肝硬化的形成具有至關重要的意義。

脂肪肝與肝硬化的鑒別

項目	脂肪肝	肝硬化
肝切面形態	正常。	蝙蝠肝。
肝臟大小	稍增大。	多縮小。
肝表面	平滑。	凸凹不平。
肝內回聲	前半部光點均勻性增強、增粗，後半部回聲不顯示。	光點增強增粗，呈現「網路狀」。
脈管系統	多不顯示。	門靜脈、脾靜脈增寬，肝靜脈萎縮。
其他	多無併發症，呈現可逆性改變。	伴脾大、膽囊壁水腫、腹水。

10

肝癌
癌中之王

肝癌素有「癌中之王」的惡名，原發性肝癌其發病率和死亡率分別佔據世界範圍惡性腫瘤的第 5 位和第 3 位，是目前我國癌症死因第 2 位，嚴重威脅患者的健康和生命。

肝癌的發病原因

肝癌的病因及一級預防中所占比例最大的是肝細胞癌，約占 95%。肝細胞癌的危險因素十分複雜，其中最主要的是 B 型肝炎病毒和 C 型肝炎病毒感染，其他還包括遺傳因素、各種肝臟毒物（如黃麴毒素等）、吸菸、酗酒以及各種代謝症候群（如蘋果型肥胖、糖尿病、胰島素阻抗、非酒精性脂肪肝等）。

據統計，86% 的肝癌死亡率和發病率歸因於 B 型肝炎病毒、C 型肝炎病毒、黃麴毒素、吸菸以及飲酒這 5 個因素。無論男女肝癌的最主要危險因素都是 B 型肝炎病毒感染。

長期大量飲酒也是引發肝癌的重要因素。酒精進入人體後只有大約 10% 由腸胃消化吸收後排出體外，其餘 90% 都要在肝臟內部代謝。酒精在肝臟中代謝期間會分解出大量的乙醛，這種物質對肝細胞有明顯的毒性作用，時間長了會引起肝細胞壞死及纖維化，嚴重時可能導致肝硬化，再進一步發展就會導致肝癌。

研究發現，有些疾病能增加患肝癌的危險性，如糖尿病、食道靜脈曲張、肝硬化、肥胖症、脂肪肝、遺傳性血色病、遺傳性毛細血管擴張症等。

肝癌具有明顯的家族聚集性和遺傳易感性。與肝癌病例有血緣關係的家族中，出現肝癌的人數遠超過無血緣者，其中近親又高於遠親。

肝癌的高危險族群主要包括：具有 B 型肝炎病毒（HBV）和 / 或 C 型肝炎病毒（HCV）感染、長期酗酒、重度脂肪肝、非酒精性脂肪肝、食用被黃麴毒素污染的食物、各種原因引起的肝硬化以及有肝癌家族史等的族群，尤其是年齡 40 歲以上的男性風險更大。

透過流行病學調查研究發現，肝癌高發區的居民食用的糧食中存在不同程度的黃麴毒素污染的現象。因此，住在肝癌高發區的族群應注意篩檢。

肝癌高危險族群

1	B 型肝炎和 / 或 C 型肝炎感染者
2	有肝癌家族史者
3	酗酒者
4	重度脂肪患者
5	肝癌高發地族群

預防肝癌要注意這些身體異常

肝癌早期基本沒有明顯症狀，其暴發猶如「靜悄悄的黎明」，這是因為健康的肝臟大約只需要 1/4 就可以滿足人體正常的需要。肝癌早期，肝臟功能基本夠用，所以人體很可能不會有明顯異常。很多患者，直到腫瘤大得把肚子都撐起來了，才發現是晚期肝癌。即便在這時，患者的肝功能都可能正常。因此，要提早發現肝癌，一定要重視體檢。

30 歲以上的成年人，右上腹部及上腹部可以捫及腫塊，質地硬，表面不平，且連續觀察增大趨勢明顯，而患者卻沒有明顯不適者，應懷疑有肝癌。肝癌的病情發展到一定程度就會逐步產生肝區疼痛、食慾下降、疲乏無力、日漸消瘦等體徵，到晚期則會有黃疸、腹水、嘔血、昏迷等體徵。肝癌患者的上腹部常可以摸到巨大的腫塊，但此時已到中晚期，甚至已向肺部等處轉移。

如果身體出現下列異常，高危險族群一定要到醫院確診

肝區疼痛：肝區疼痛一般位於右肋部或劍突下，疼痛性質為間歇性或持續性隱痛、鈍痛或刺痛，疼痛前一段時間內，患者可能感到右上腹不適。疼痛可能時輕時重或在短期內自行緩解。疼痛產生的原因主要是腫瘤迅速增大，壓迫肝包膜，產生牽拉痛，也可能因腫瘤的壞死物刺激肝包膜所導致。如果沒有運動，也沒有從事體力勞動，有肩膀不明原因的疼痛，一定要引起警惕。

消化系統不適：肝臟是人體的消化器官，如果發生病變，人體對營養的吸收就會發生障礙，會出現突然消瘦等症狀，中晚期嚴重者可能出現黑便、腹水、黃疸、嘔血、內出血等症狀。腹瀉也是肝癌較為常見的消化道症狀，因容易被誤認為是腸炎而被忽視。肝癌早期症狀還有肝區不適的口乾、焦躁、失眠、牙齦和鼻子出血等。

不明原因的疲憊：與其他原因導致的勞累相比，肝癌引起的疲憊，即使是患者躺下來靜靜地休息也無法緩解。有時候可能怎麼睡都覺得累，甚至起床都會產生勞累感覺，四肢酸痛。

皮膚變黃：人體的血液中有一種叫作膽紅素的物質，當肝臟排毒功能不好時，血液中的膽紅素濃度會逐漸升高，引發黃疸，主要表現為皮膚變黃，色素沉著。

發燒：發燒也是常見的臨床症狀，多為持續性低熱，37.5～38℃左右，

也可能呈現不規則或者間歇性、持續性的高熱，表現類似肝膿腫，但是發燒之前無寒戰，抗生素治療無效。

這些身體不適要注意

1	肝區疼痛	5	皮膚變黃
2	腹部包塊	6	忽然消瘦
3	消化不良	7	長期低熱
4	莫名疲憊		

肝癌的醫學診斷

α －胎兒蛋白（AFP）和肝臟超音波檢查是早期篩檢的主要方式，建議高危險族群每隔 6 個月進行至少一次檢查。特別是 α －胎兒蛋白是當前診斷肝癌常用而又重要的方法，診斷標準：AFP≥400ng/L，排除慢性或活動性肝炎、肝硬化、睾丸或卵巢胚胎源性腫瘤以及懷孕等。AFP 低度升高者，應作動態觀察，並與肝功能變化對比分析，有助於診斷。約 30% 的肝癌患者 AFP 數值正常，檢測 α －胎兒蛋白異質體，有助於提高診斷率。其他常用的肝癌診斷分子象徵物包括岩藻醣苷水解酶（Human α -L-fucosidase，AFU）、異常凝血酶原等。

各種影像學檢查以及穿刺檢查，有助於更進一步確定癌變的部位和分期及癌細胞的分級等。

預防肝癌要把好「入口」關

預防肝癌要把好飲食關，飲食均衡，營養豐富，不要酗酒，一定不要吃發霉的食物。發霉食物中可能含有黃麴毒素，屬於一類致癌物。據美國麻省理工學院發表的一項研究稱，80% 的肝癌病例是由於受到黃麴毒素的影響。另有流行病學調查發現，肝癌多發於溫暖、潮濕、容易滋生黃麴黴菌的地區，尤其是食用玉米、花生多的地區。因此，家裡的食物一旦發霉就應立刻丟棄，尤其是花生、玉米、豆類等，花生油同樣也不宜長時間存放。

預防肝癌，要保持體重在合理的範圍（18.5≤BMI ＜ 24.0）；經常性地運動；避免飲酒，如果一定要喝的話，每天的酒精量不超過 20g；少吃鹹魚，在兒童時期尤其重要，鹽以及鹽漬食品也要少吃；減少食物中黃麴毒素出現的機會，如禁食發霉的花生；每天至少吃 400g 的蔬菜水果；少吃經過儲存加工的肉類；不吃很燙的食物或飲料。

11

肝性腦病變 肝病引發的 神經精神異常症候群

肝性腦病變是一種由於急、慢性肝功能嚴重障礙或各種門靜脈→體循環分流異常所導致的，以代謝紊亂為基礎、輕重程度不同的神經精神異常症候群。

肝性腦病變的主要表現

輕微型肝性腦病變常無明顯臨床症狀，只有透過神經心理測試才能發現。嚴重者以意識障礙、行為失常和昏迷為主要臨床表現，發病原因以肝炎後肝硬化為最多見。

輕微的肝性腦病變由於沒有明顯的臨床表現而被當作正常人，在參加正常的社會活動時，可能表現出性格和行為的異常，如近期突然表現出激動、好鬥，或冷漠、自私，或在駕駛交通工具時容易發生危險事故。如果病情再進一步發展，則可能表現為不同程度的昏迷、抽搐、腦水腫、腦疝等，這時就有生命危險了。

肝性腦病變是肝病患者的主要死亡原因之一，早期識別、及時治療是改善其預後的關鍵。輕微型肝性腦病變患者常常會出現生活品質和工作效率下降的情況，肝病患者如果發現自己有此症狀，要引起重視，應積極篩檢和防治輕微型肝性腦病變。

國際上根據 WestHaven 分類系統，將肝性腦病變按症狀分為以下幾級。

0 級：輕微肝性腦病變，表現為性格或行為改變輕微或無改變，記憶、注意力、智力和協調功能改變輕微，無撲翼樣震顫。

1 級：表現為缺乏瑣碎意識，注意力不集中，計算能力受損，興奮、憂鬱或煩躁不安，輕微精神錯亂，執行心理任務的能力變慢。

2 級：表現為嗜睡或冷漠，神志不清、思維混亂、人格改變、行為異常，有明顯撲翼樣震顫和間歇性定向障礙。

3 級：可能引起昏睡，無法執行心理活動與功能，有時間、地點定向障礙，出現失憶症狀。

4 級：表現為昏迷，對疼痛刺激有或無反應。

治療原則

無論是輕微型的肝性腦病變，還是比較嚴重的肝性腦病變，它們都是由多種因素綜合作用的結果，所以在治療的時候要從多個環節採取綜合性治療措施，二者治療原則基本相同。主要包括：尋找和去除誘因；減少來自腸道有害物質如氨等的產生和吸收；適當的營養支持及維持水電解質平衡；根據臨床類型、不同誘因和疾病的嚴重程度制定個體化的治療方案。

肝性腦病變患者在飲食上要注意蛋白質的攝入和氨的產生，多攝入富含蔬菜和乳蛋白的飲食。植物蛋白飲食含有更多的膳食纖維，可以減少食物處理時間，降低腸道內 pH 值，並增加排泄物中的氨排泄。植物蛋白中含硫胺基酸甲硫胺酸和半胱胺酸少，不易誘發肝性腦病變。另外，植物蛋白富含鳥胺酸和精胺酸，可以透過尿素循環促進氨的清除。因此，目前醫學界一致推薦復發性或持久性肝性腦病變患者，應該優先選用蔬菜和乳製品蛋白質而不是肉類或魚類蛋白質的飲食。

12

肝衰竭 嚴重的肝病症候群

肝衰竭是多種因素引起的嚴重肝病症候群，導致其合成、解毒、排泄和生物轉化等功能發生嚴重障礙或失代償，出現以凝血功能障礙、黃疸、肝性腦病變、腹水等為主要表現的一組臨床症候群，其特點是病情重、進展快、預後極差、病死率極高。

什麼會使肝衰竭發病？

引起肝衰竭的首要病因是肝炎病毒（主要是 B 型肝炎病毒），臨床表現以慢加急性肝衰竭為主，其次是藥物及肝毒性物質（如乙醇、化學製劑等）。在歐美國家，藥物是引起急性、亞急性肝衰竭的主要原因；酒精性肝損害常引起慢性或慢加急性肝衰竭。兒童肝衰竭還可能見於遺傳代謝性疾病。

肝衰竭發病原因表

肝炎病毒：A 型、B 型、C 型、D 型、E 型肝炎病毒。

其他病毒：巨細胞病毒（CMV）、EB 病毒（EBV）、腸道病毒、皰疹病毒等。

藥物及肝毒性物質：對乙醯胺基酚、抗結核病藥物（異煙肼、利福平、吡嗪醯胺等）、抗代謝藥、抗腫瘤化療藥物、部分中草藥、抗風濕病藥物、乙醇、毒蕈等。

細菌及寄生蟲等病原體感染：嚴重或持續感染（如敗血症、血吸蟲病等）。

妊娠急性脂肪肝。

自體免疫性肝病。

代謝異常：肝豆狀核變性、遺傳性醣代謝障礙等。

缺血缺氧：休克、充血性心力衰竭等。

肝移植、部分肝切除、肝臟腫瘤。

先天性膽道閉鎖。

其他：膽汁淤積性肝病、創傷、輻射等。

根據病理組織學特徵和病情發展速度，肝衰竭可分為四類：急性肝衰竭、亞急性肝衰竭、慢加急性（亞急性）肝衰竭和慢性肝衰竭。

肝衰竭的臨床診斷

疾病分型	診斷依據
急性肝衰竭	急性發病，2 週內出現 II 度及以上肝性腦病變並有以下表現者： 1. 極度乏力，並有明顯厭食、腹脹、噁心、嘔吐等嚴重消化道症狀。 2. 短期內黃疸進行性加深。 3. 出血傾向明顯，凝血酶原活動度（PTA）≤ 40%，且排除其他原因。 4. 肝臟進行性縮小。
亞急性肝衰竭	發病較急，15 天～ 26 週出現以下表現者： 1. 極度乏力，有明顯的消化道症狀。 2. 黃疸迅速加深，血清總膽紅素大於正常值上限 10 倍或每日上升 17.1μmol/L。 3. 凝血酶原時間明顯延長，PTA ≤ 40% 並排除其他原因。
慢加急性（亞急性）肝衰竭	在慢性肝病基礎上，短期內發生急性肝功能失代償的主要臨床表現。
慢性肝衰竭	在肝硬化基礎上，肝功能進行性減退和失代償，診斷要點為： 1. 有腹水或其他門靜脈高壓表現。 2. 可能有肝性腦病變。 3. 血清總膽紅素升高，白蛋白明顯降低。 4. 有凝血功能障礙，PTA ≤ 40%。

目前肝衰竭的內科治療尚缺乏特效藥物和方式，主要是以對症支持治療為主，必要時可以進行人工肝血漿置換，精心護理對於患者治療及搶救至關重要。原則上強調早期診斷、早期治療，針對不同病因採取相應的病因治療措施和綜合治療措施，並積極防治各種併發症。肝衰竭診斷明確後，應進行病情評估和重症監護治療。有條件者早期進行人工肝治療，視病情進展情況進行肝移植前準備。

13 大病都有小信號 肝臟出問題 會有哪些「蛛絲馬跡」？

黃疸

黃疸是人體血液中一種叫膽紅素的物質濃度增高所引起的皮膚、眼睛、鞏膜（眼白）發黃症狀。黃疸的發病主要源於膽紅素的代謝紊亂，人體血清總膽紅素正常情況下為 1.7 ～ 17.1 μ mol/L；血清膽紅素數值在 17.1 ～ 34.2 μ mol/L 時，肉眼看不出明顯的眼黃和臉黃，稱為隱性黃疸；血清膽紅素數值超過 34.2 μ mol/L 時，即可能出現肉眼可見的黃疸。

引起黃疸的原因很多，通常將黃疸分為以下幾類：肝細胞性黃疸、梗阻性黃疸、溶血性黃疸和先天性黃疸，其中最為常見的是肝細胞性黃疸，特別是傳染性肝炎引起的黃疸。

通常情況下，患者身上出現的黃疸症狀越深表明病情越重，但肝炎傳染性的強弱卻並不取決於黃疸的深淺，也就是黃疸深並不一定意味著傳染性強。當然，黃疸的出現也意味著肝的損傷已經很嚴重，一旦發現自己出現黃疸時要儘快到醫院進行進一步檢查。

食慾下降

肝臟是人體的主要消化系統，當肝臟出現問題的時候，人的消化功能就會隨之下降，表現為食慾減退，消化功能差，進食後腹脹，沒有饑餓感，厭惡吃油膩食物。

急性肝炎期，患者還會有噁心嘔吐等消化道症狀。如果肝功能得到較快的恢復，噁心嘔吐的症狀就會很快改善，食慾也會慢慢轉好；慢性肝炎以不同程度的食慾下降為主，噁心嘔吐的表現有時候並不明顯。

疲勞

肝臟功能正常時，肝血充盈，各種營養素的代謝充足，身體也因此變得輕鬆、靈活，即使經過了白天的工作學習等勞累，但透過一夜良好的睡眠即可恢復精力。如果肝臟出現問題，體內的氣血淤滯不暢，氣機逆亂，累及其他臟腑，日積月累很容易引起慢性疲勞。在臨床上，脂肪肝達到中度的患者就經常會出現倦怠、易疲勞的表現。

人的肝臟出問題就容易出現疲勞的原因，在於肝臟發病時，肝細胞製造醣和貯存醣的能力下降，難以產生足夠的能量維持人體的需要，能量不足就會感到疲勞。

中醫在肝臟損傷會引起疲勞方面有明確的認識，《黃帝內經》中有：「故人臥血歸於肝，肝受血而能視，足受血而能步，掌受血而能握，指受血而能攝。」明確指出肝血充盈，筋脈得養則運動靈活，肢體輕便。反之，若肝血不足，筋脈失養，則易出現肢體疲勞。此外，肝血不足還會累及眼睛，導致目赤腫痛、眼睛乾澀、容易流淚等。

疼痛

如果右上腹感到不適，且呈現脹痛，要考慮是否患上肝病。因為肝臟就位於人體右上腹這個位置。

罹患肝炎後，由於肝臟充血腫脹、滲出、肝細胞壞死而造成肝臟腫大，因而導致肝臟的包膜緊張，刺激了肝包膜上的感覺神經，而造成肝區疼痛或上腹部疼痛，急性期肝炎患者產生的肝區痛就與此有關。隨著病情的好轉，腫大的肝臟慢慢回縮，肝區痛即可慢慢減輕而消失。慢性肝炎或恢復期時肝腫脹引起肝包膜的緊張度已經相對緩解，但患者仍會感到肝區疼痛，特別是勞累之後，常感到肝區隱痛和陣發性刺痛，這與肝炎沒有痊癒有關，另外，肝炎時肝包膜也會產生炎症病變，使肝包膜與附近的組織或器官發生黏連，也可能引起肝區痛。

要注意的是肝癌的疼痛，雖然有點類似肝炎的疼痛，但由於癌細胞繁衍迅速，肝臟快速膨脹，產生的疼痛要比肝炎產生的疼痛劇烈得多，有的甚至達到難以忍受的程度，常需使用較強的止痛藥。

與肝相鄰的臟器，如膽囊、膽總管、十二指腸、結腸及胃竇部等，通常各司其職，但有時這幾個鄰里也會鬧病，產生疼痛，容易與肝臟疼痛混淆不清，使人發生誤會，以為肝臟出了問題。

一般來說，膽囊疾病的疼痛較為明顯，尤其是膽石症常有劇痛，影響到肩部、背部，有時候還可能影響到左季肋部。右上腹部、腰部有時候感到壓迫感、脹滿感、鈍痛，並且這些感覺長期持續，這些情況多半是由膽道異常引起的，並不是肝臟的毛病。

腹水

腹水表現為患者腹壁緊張度增加，直立時下腹部飽滿，仰臥時腰部膨隆呈現蛙腹狀。肚臍變淺或突出，大量腹水導致腹內壓力明顯增高時，肚臍可能突出構成臍疝。

肝硬化腹水是臨床常見併發症，由多因素引起，屬於慢性、彌散性損害的一種。門靜脈高壓是肝硬化腹水形成的主要原因。門靜脈高壓導致高動力循環使動脈有效血容量下降，隨後啟動了某些神經體液因素和腎內因素，造成功能性腎臟異常和血鈉滯留，形成腹水。

腹脹為肝硬化腹水常見表現，一般在進食後出現。在疾病早期，患者會出現腹部脹滿現象，另外由於膽汁分泌異常，會對食物吸收造成影響，這個點重點體現在蛋白質以及脂肪吸收方面。

腹水是肝病晚期併發症，是肝功能衰竭（不全）的確切手術適應症，肝性腹水易合併腹膜貧血、腎功能障礙、感染及嚴重的神經系統併發症。肝腹水如不及時治療（病因治療）和治療失誤或存在其他嚴重併發症，易變成頑固性腹水，預後極差。

皮膚出現「蜘蛛痣」

這是一種由於皮膚小動脈末端分支性擴張所形成的血管痣，因為其外觀很像蜘蛛，故稱「蜘蛛痣」。蜘蛛痣色澤鮮紅，有直徑 2 ～ 3mm 的中心體部，它實際上是一條極細的小動脈。除了身體外，蜘蛛痣還有「粗腿」和「細腿」，這些腿是不同層次的小血管。當用力按壓蜘蛛痣的中心點時，其整個形態消失，一旦放鬆，又馬上變成紅色。一旦患者出現大出血或者死亡，蜘蛛痣會很快消失。

蜘蛛痣可能出現於面部、頸部、手背及上胸部、後背上部皮膚，是肝硬化患者最常見的症狀。半數以上的肝硬化患者會出現數目多少不一的蜘蛛痣群。蜘蛛痣最常見於急慢性肝炎或肝硬化患者，但在一些脂肪肝患者身上也可以看到。因此，蜘蛛痣是肝臟疾病一個強烈的信號燈。

蜘蛛痣的出現情況，可以反映出肝硬化程度的輕重。臨床情況惡化時，蜘蛛痣數目增多；病情得到緩解的時候，蜘蛛痣數目減少或消失。

蜘蛛痣也是反映肝硬化併發症的「鏡子」：有門靜脈高壓、食道靜脈曲張等嚴重併發症時，蜘蛛痣數目增多，個頭變小，顏色變深；肝細胞壞死嚴重時，蜘蛛痣不但數目多，而且總面積大，反之，蜘蛛痣數量少，總面積小。

手掌出現「肝掌」

正常人的手掌通常呈現淡紅色，如果手掌出現片狀充血、斑塊、紅點，就要小心你的手或許已變成了肝掌，要懷疑自己的肝臟出了問題。

肝掌主要出現於手掌的大、小魚際上及手指掌面、手指基部，外觀呈現粉紅色的胭脂樣斑點，用力按壓的時候會消退，一旦壓力去除後又恢復原狀。仔細觀察肝掌，可以見到其上面有許多星星點點、擴張成片的小動脈。

人體有雄性和雌性兩種激素共存，這些激素在發揮作用後需要被去活化。而去活化的任務由肝臟來完成。如果肝細胞受損，無法及時去活化，造成雌激素在體內大量蓄積，刺激毛細動脈充血、擴張，表現在手掌上就是「肝掌」。

不過，出現肝掌不一定就代表肝臟患上了疾病。臨床上也有不少健康的人出現肝掌，經過長時間追蹤，肝臟功能一直保持正常。因此，出現肝掌表現後，還需要結合病史、肝功能、超音波等多項檢查後才能確診是否患上肝病。

肝病面容

肝病面容是指患者的面容較發病前黝黑、灰暗，這是肝病的一種較具特徵性的面容，多見於慢性肝炎和肝硬化患者，是肝病患者常見的臨床表現之一。

肝病面容的發生機制可能為腎上腺皮質功能繼發性減低；也有人認為與腦內分泌促黑色素的物質增多有關；還有人認為肝病患者由於肝臟長期處於異常狀態，無法發揮正常的功能，造成肝臟對體內雌激素的去活化障礙，增多的雌激素可能降低對酪胺酸酶的抑制作用，使酪胺酸轉變為黑色素的量增多，以致皮膚色素暗沉，面部皮膚乾燥、粗糙，失去正常應有的光澤和彈性，甚至出現「古銅色」的面容。

有的患者顏面部或鼻尖部還會出現細小的毛細血管擴張，尤其是眼眶周圍的色素沉著更為明顯。

腹瀉

有的慢性肝病患者會出現腹瀉的症狀，這種腹瀉並不是腸炎引起的，而是與肝病有關，醫學上稱之為肝源性腹瀉，容易被誤診。

肝源性腹瀉表現為每日大便次數增多，主要集中在清晨和早餐後，每次的量並不多，很少在夜間排便。每次排便時間長，有的人可能達 10 ～ 20 分鐘，一般不伴有腹痛或僅有輕微的腹痛，排便後有所緩解。大便不成形，多為稀便、糊狀大便或水樣大便，脂瀉明顯的時候大便有油光。服用消炎止瀉藥療效不佳，可能伴有乏力、肝區痛、噁心、嘔吐等不適。

在觀察大便性狀的時候，一定要注意黑便。黑便也叫柏油樣便，是由於血紅蛋白中鐵與腸內硫化物作用形成硫化鐵所導致，是上消化道出血的表現形式之一。消化道如果每天出血 60mL 以上，即可能表現為黑便。大便如果持續黑色且質地乾硬，說明有持續性的少量出血。黑便多出現於肝硬化患者。此外，十二指腸球部潰瘍、出血性胃炎、胃癌、胃潰瘍和食道、胃底靜脈曲張患者等都能產生黑便。

14

確診肝臟疾病要做哪些檢查？

隨著醫學水準的提高，對肝臟疾病的診斷可以透過影像學、血液學、病理學等方式檢查，不同的檢查方法對各種肝病的判斷不同。而脂肪肝確診後 5 ～ 10 年內發生糖尿病、冠心病的機率很大，不應該掉以輕心。每年檢查很重要，這是由於在發展成脂肪性肝炎、肝硬化前還是可以逆轉和消失的。

影像學檢查

肝臟的影像學檢查主要有超音波、CT、MRI（核磁共振），可以判斷出脂肪肝的有無和肝內脂肪分佈類型，明確有無明顯肝硬化、肝內占位（如囊腫、血管瘤、肝癌）、膽囊炎、膽石症、肝脾大、腹水等情況。影像學檢查的主要目的是鑒別診斷和檢測肝病進展及發現肝臟的占位性病灶等。目前肝臟脂肪含量超過 30% 的脂肪肝可以由超音波檢查檢出，發現脂肪肝時已屬中重度脂肪肝。

超音波對彌漫性脂肪肝的診斷敏感度較高，CT 診斷脂肪肝的特異性可能高於超音波，但價格較貴。因此，臨床上主要依靠超音波來發現及追蹤脂肪肝。在臨床上，常透過 CT 結合肝動脈造影或是注射碘油的肝動脈造影來診斷肝癌。CT 檢查具有較高的分辨力，對肝內占位性病灶，原發和轉移腫瘤的生長方式、形態、輪廓、鈣化、出血、壞死、囊變和血運情況都可以顯示出來，在注射造影劑的條件下甚至可以發現 1cm 左右的早期肝癌。CT 還可以用來鑒別黃疸患者是外科性還是內科性的。MIR 相對來說價格更貴，但它對不同組織間的分辨力較高，絕大部分肝臟病變依靠 MIR 平面掃描即可檢查出，部分甚至可以確診。MIR 檢查圖像能夠為醫生提供患者肝臟代謝、病理生理等諸多資訊，同時 MIR 檢查還能透過自身多序列成像功能，透過對肝臟患病區域信號特徵的異常顯示有效達到反映肝臟節性病變組織成分的目的。

正常肝臟表現為肝左葉前後徑 5 ～ 6cm，上下徑 5 ～ 9cm，肝右葉最大斜徑 12 ～ 14cm，大於或小於正常值均為異常。

除了超音波、CT 等影像學檢查外，一些特殊的肝病患者還需要視病情進行胃鏡檢查，讓醫生看到食道、胃及十二指腸等器官的病變情況，這種檢查比 X 光更為直觀，對指導臨床治療更有積極意義。一般來說，當慢性肝炎不斷發展，與早期肝硬化難以區分，或不能進行肝穿刺檢查的情況下，需進行胃鏡檢查，以查看是否合併食道及胃底靜脈曲張，來輔助區分肝炎與肝硬化。

肝硬化患者的胃底和食道下段靜脈在發生曲張時，往往會膨脹於消化道黏膜的表面。此時，透過胃鏡可以直接觀察到這些靜脈曲張的程度。因此，肝病科醫生往往會要求肝硬化患者進行胃鏡檢查。

肝臟異常的影像學檢查結果常見於以下疾病

疾病	診斷報告	病因
脂肪肝	聲像圖表現為肝體積中度擴大，正常肝臟脂肪含量約 5%，當肝細胞內出現大量脂肪顆粒時稱為脂肪肝。另外，肝臟脂肪含量超過 7% 就應該繼續檢查是否患有脂肪肝。	營養過度、糖尿病、高血脂、酗酒。
肝硬化	聲像圖表現為回聲增強不均勻，肝體積縮小，門靜脈增寬。	多種疾病導致長期肝臟損害，使肝細胞慢性變性、壞死，形成再生結節，結締組織彌漫性增生、變硬的肝病。
肝血管瘤	聲像圖表現為肝內低回聲區邊界不清，周邊血流豐富。	肝血管瘤是肝臟常見的良性腫瘤，常由肝血管先天性畸形所導致。
肝囊腫	聲像圖表現為囊腫壁菲薄，邊緣整齊光滑，與周圍組織境界分明。內部無回聲，或僅有少量低水準點狀回聲。	肝囊腫是常見的肝臟疾病，發病原因有先天性的，也有後天性的，多由肝內小膽管發育障礙所導致。
原發性肝癌	聲像圖表現為巨塊型、結節型、彌散型。	病毒性肝炎和肝硬化、黃麴毒素、飲水污染、遺傳因素、酒精以及農藥污染等。
轉移性肝癌	聲像圖表現為病灶多發、大小相近，多分佈在靜脈側端，病灶血供相對於原發性肝癌少，除了病灶外肝實質的背景回聲正常。	可能是由於消化道、肺、乳腺、腎、胰腺等器官的惡性腫瘤轉移至肝臟部分所導致。

實驗室檢查

認識B型肝炎需要了解六項檢測標準，分別為：HBsAg（表面抗原）、HBcAg（核心抗原）、HBeAg（e抗原），及其各自對應的抗體：anti-HBs（表面抗體）、anti-HBc（核心抗體）、anti-HBe（e抗體）。

當B型肝炎病毒HBsAg（表面抗原）為陽性，而其餘五項數值為陰性時，代表初期感染。若HBsAg（表面抗原）和anti-HBs（表面抗體）皆為陰性時，代表可能從未感染過B型肝炎；可以考慮接受疫苗注射以產生對B型肝炎病毒的抵抗力。

HBeAg（e抗原）是B型肝炎病毒複製活躍的指標，故若HBeAg（e抗原）為陽性而anti-HBe（e抗體）呈現陰性時，代表B型肝炎病毒正在大量複製，此時B型肝炎病毒傳染性大，容易罹患肝炎。若情況相反，HBeAg（e抗原）為陰性而anti-HBe（e抗體）呈現陽性時，代表B型肝炎繁殖力弱，傳染性低，不易罹患肝炎。

無論是否痊癒，只要感染過B型肝炎，就會產生anti-HBc（核心抗體），故有感染過B型肝炎的患者此項檢測應呈現陽性。正因如此，單就anti-HBc（核心抗體）的檢測結果，是無法區分急性或慢性B型肝炎感染的。

若anti-HBs（表面抗體）呈現陽性，代表體內有B型肝炎抗體，而抗體可以持續幾年或終身。

肝功能檢查

肝功能檢查大致可分為「血液學檢查」和「形態學檢查」。血液學檢查就是透過化驗血液來檢查肝臟的受損情況，這種檢查很有效，適合大多數人。

臨床上對肝臟進行檢查的方法有多種，而肝功能的化學檢驗則最為常見和經濟實用。它的目的在於檢測有無肝病及判斷其病變的嚴重程度、預後等，肝功能檢驗還有助於對藥物療效的觀察。化驗是透過測定血液中與肝功能有關的幾項指標的含量來進行的。臨床上常抽取患者空腹時的靜脈血，因為飲食對化驗結果影響較大。

肝功能檢查常測的指標是化驗血液中的血清轉胺酶、血清膽紅素、血清蛋白、麩胺轉酸酶（γ-GT）等。

其中，血清轉胺酶通常檢查血清中丙胺酸轉胺酶（ALT）與天門冬胺酸轉胺酶（AST），這是肝功能檢查最常用的指標，當肝細胞遭到損害的時候，兩個指標會升高。總膽紅素主要瞭解有沒有黃疸以及黃疸程度及類型，膽紅素偏高的患者會出現眼黃、尿黃、皮膚黃的黃疸症狀。血清總蛋白（TP）、白蛋白（ALB）、球蛋白（GLO）是檢測肝臟的合成功能。麩胺轉酸酶是檢驗肝臟病變的主要指標，此酶在急性肝炎、慢性活動性肝炎及肝硬化失代償時僅輕中度升高，但阻塞性黃疸時此酶因排泄障礙而逆流入血，原發性肝癌時此酶在肝內合成亢進，均可能引起血中轉肽酶顯著升高，甚至達正常的 10 倍以上，酒精中毒者的麩胺轉酸酶亦明顯升高，有助於診斷酒精性肝病。血液膽鹼酯酶也是評價肝臟合成功能的主要指標，患有一些慢性肝臟疾病時，病情越差，血液膽鹼酯酶的活性越低。

除了上述這些外，有時候還用其他肝功能檢查指標，如血氨（嚴重肝細胞損害時，血氨可能升高）；凝血酶原活動度（凝血酶原活動度降低時，常反映肝細胞的損害程度）；α －胎兒蛋白（即 AFP，持續升高，表示原發性肝癌的可能性），以及鹼性磷酸酶等指標等。

肝功能檢查注意事項

肝功能檢查當天必須空腹，在檢查前一天晚上要少食油膩的食物，禁止飲酒，晚上 9 點之後禁止進食。在檢查當天，為了確保檢查結果的精確性，檢查前除了不能吃東西外，還不能大量飲水，同時也不能進行激烈的運動。

檢查肝功能的時候，要儘量避免在靜脈輸液期間或在用藥 4 小時內做肝功能檢查。如果身體條件允許，最好在做肝功能檢查前 3 ～ 5 天停藥。通常用藥劑量越大，間隔時間越短，對肝功能檢查結果的干擾越大。

肝功能檢查前若患有感冒，最好在感冒治癒後 7 天再做檢查，因為感冒可能影響肝功能檢測結果。

肝臟切片病理學檢查

肝臟切片病理學檢查有助於瞭解肝臟疾病的病因和發病機制，明確肝脂肪變性、炎症及纖維化的程度，從而完善治療方案。此外，病理學描述還可為慢性肝病提供肝脂肪病變程度、肝炎活動分級、肝纖維化分期的量化指標。

肝臟切片檢查是醫學上的一個診斷步驟，最常見的方法是將一根針紮入肝臟，取得少量肝組織樣本後，將其放在顯微鏡下檢查，以確定肝病的病因及肝臟纖維化的程度。但是，很多人對於肝臟切片檢查存有恐懼之心，害怕因此對肝臟造成更大傷害。

其實，組織病理學檢查在肝衰竭、分類及預後判斷上具有重要價值，但由於肝衰竭患者的凝血功能嚴重降低，實施肝臟穿刺檢查具有一定的風險。肝衰竭時（慢性肝衰竭除外），肝臟組織學可以觀察到廣泛的肝細胞壞死，壞死的部位和範圍因病因和病程不同而不同。按照壞死的範圍及程度，可分為大塊壞死（壞死範圍超過肝實質的 2/3）、次大塊性壞死（約占肝實質的 1/2 ～ 2/3）、融合性壞死（相鄰成片的肝細胞壞死）及橋接壞死（較廣泛的融合性壞死並破壞肝實質結構）。

在不同病程肝衰竭肝組織中，可以觀察到一次性或多次性新舊不一肝細胞壞死的病變情況。

慢性 B 型肝炎的肝組織病理學特點是：明顯的匯管區炎症，浸潤的炎症細胞主要為淋巴細胞、少數為漿細胞和巨噬細胞；炎症細胞聚集常引起匯管區擴大，並可能破壞界板引起介面性肝炎，又稱粥狀壞死。匯管區炎症及其介面性肝炎時呈現慢性 B 型肝炎病變活動及進展的特徵性病變。

小葉內肝細胞變性、壞死，包括融合性壞死和橋接壞死等，隨著病變加重而日趨顯著。肝細胞炎症壞死、匯管區及介面性肝炎可能導致肝內膠原過度沉積，肝纖維化及纖維間隔形成。如果進一步加重，可能引起肝小葉結構紊亂，形成假小葉並進展為肝硬化。

原發性肝癌可見肝內出現占位性病灶，可分為單純塊狀型、融合塊狀型及多塊狀型。

肝功能常用指標

（由於所用的試劑和儀器不同，各家醫院的正常參考值可能存在差異。）

血液檢查的種類	正常參考值	診斷結果
天門冬胺酸轉胺酶（AST）	10～40U/L	AST 是反映肝細胞功能的指標，若肝細胞遭破壞，AST 升高，見於中毒性肝炎、肝硬化、脂肪肝、酒精肝、肝癌、心肌梗塞、心肌炎、心功能不全等。
丙胺酸轉胺酶（ALT）	10～40U/L	ALT 的臨床診斷同 AST。
麩胺轉酸酶（γ-GT）	男性：11～50U/L 女性：7～32U/L	肝臟、膽道系統發生異常，導致膽汁分泌不順暢，數值升高，常見於膽管阻塞性疾病、病毒性肝炎、肝硬化、酒精肝、脂肪肝、胰腺炎、藥物性肝炎等。
血液膽鹼酯酶（CHE）	4～10kU/L	肝臟功能異常時數值下降，常見於肝癌、有機磷中毒以及各種慢性肝病，如肝炎、肝膿腫、肝硬化等；增高見於脂肪肝、肥胖症、腎臟疾病。
血清總蛋白（TP）	65～85g/L	增高見於各種原因導致的血液濃縮（如脫水、休克）、多發性骨髓瘤、腎上腺皮質功能減退等；降低見於重症結核、肝臟疾病、營養及吸收障礙、蛋白質丟失過多、血清水分增加。
白蛋白（ALB）	35～55g/L	白蛋白的臨床診斷同血清總蛋白。

血液檢查的種類	正常參考值	診斷結果
白蛋白／球蛋白比值（A/G）	（1.5～2.5）：1	數值增高常見於結核病、自體免疫性疾病，如紅斑性狼瘡、風濕性關節炎等；數值降低多見於嚴重肝功能損傷及 M 蛋白血症。
血清總膽紅素（TBIL）	3.4～21.0μmol/L	肝細胞、膽道出問題時，數值會升高，多見於造血系統功能紊亂、脾功能亢進、結石、腫瘤、炎症等引起的膽道阻塞、肝病變等。

肝臟切片病理學檢查的適應證和禁忌證

○適應證	╳禁忌證
・慢性肝炎的分級和分期。	・禁用於不願或不能合作的患者。
・原因不明的肝功能損害、肝內膽汁淤積、肝脾大的診斷。	・有明顯腹水者，一般採用經靜脈肝臟切片檢查。
・脂肪肝肝病的鑒別診斷。	・影像學顯示存在肝臟大血管病變者，一定要在即時超音波引導下進行。
・明確藥物與中毒性肝病的診斷。	・存在出凝血指標異常者，要權衡肝臟切片檢查的利弊。
・肝移植後肝臟情況的評估。	
・藥物治療及安全性的評價。	
・不明原因發燒、多系統浸潤性疾病、肝臟肉芽腫性疾病的鑒別診斷。	

Chapter 2

調

理順肝臟百病消

肝臟作為一個沉默的器官，屬於極度「任勞任怨型」，但如果一個人長期忽視自身的行為或周圍環境對肝臟的損害，那麼總有一天肝病就會在你不經意間暴露出來。這就是所謂種什麼樣的因，就結什麼樣的果。

1

肝臟也有愛與恨 這些生活習慣最損肝

俗話說「沒有無緣無故的愛，也沒有無緣無故的恨」，愛恨都是長期結果的積累，疾病亦是如此。不良的生活習慣對肝臟的損害特別大，長期下來，肝臟就容易不健康，進而導致疾病的產生。雖然每個人吃的、喝的都不一樣，但總結起來常見的有以下幾種共同點。

酒精兇猛，酗酒者罹患脂肪肝的風險比常人高 5 倍

飲酒族群中一部分酗酒者或飲酒過量的族群會出現酒精相關的健康問題，其中酒精性肝病是酒精所導致的最常見的臟器損害。小酌怡情，大飲傷身。酒精對肝臟的損害最初可能出現輕症酒精性肝病，肝臟生物化學指標、影像學和組織病理學檢查基本正常或輕微異常；之後會發展為酒精性脂肪肝，如果依舊坐視不理，可能發展為酒精性肝炎，長年累月的持續炎症則可能引起肝組織產生纖維化和肝硬化或晚期肝病，而這些均是導致肝衰竭的因素。

有統計發現，每天飲酒超過 80 ～ 160g，脂肪肝的發生率增長 5 ～ 25 倍。對長期酗酒者進行的肝穿刺檢查發現，高達 75% ～ 95% 的酗酒者的

肝臟內有脂肪浸潤。

一般來說，一個人的飲酒史持續超過 5 年，男性折合酒精量 ≥40g/d，女性 ≥20g/d，或 2 週內有大量飲酒，折合酒精量 >80g/d，酒精性肝病發病率明顯升高 [折合酒精量（g）= 飲酒量（mL）× 度數（%）×0.8]；空腹飲用白酒和混合飲用多種酒類可能使酒精性肝病的發病率明顯增加，而單純飲用啤酒等有色酒者，酒精性肝病發病率較低；女性對酒精引起的肝毒性更敏感。

酒精換算表

酒類	25g 酒精	15g 酒精
啤酒	750mL	450mL
葡萄酒	250mL	150mL
38 度白酒	75g	45g
52 度白酒	50g	30g

每月飲酒多於 2 次或經常豪飲者，可以透過密西根酗酒調查問卷來評估自己是否存在飲酒相關的問題。

密西根酗酒調查問卷

	問題	是（分值）	否（分值）
1	你認為自己的飲酒習慣正常嗎？	0	2
2	你曾有過頭天晚上喝酒，第二天醒來想不起前晚經歷的一部分事情嗎？	2	0
3	你的配偶、父母或其他近親曾對你的飲酒感到擔心或抱怨嗎？	1	0

	問題	是（分值）	否（分值）
4	當你喝了 1 ～ 2 杯酒後，能不費力就可以控制自己不再喝了嗎？	0	2
5	你曾對飲酒感到內疚嗎？	1	0
6	你的親友認為你飲酒的習慣正常嗎？	0	2
7	當你打算不喝酒的時候，可以做到嗎？	0	2
8	你參加過戒酒的活動嗎？	5	0
9	曾在飲酒後與人打架鬥毆嗎？	1	0
10	你曾因飲酒問題而與配偶、父母或其他近親之間產生矛盾嗎？	2	0
11	你的配偶（或其他家庭成員）曾為你飲酒的事情而求助他人嗎？	2	0
12	你曾因飲酒而導致與好友斷絕來往嗎？	2	0
13	你曾因飲酒而在工作、學習上出問題嗎？	2	0
14	你曾因為飲酒在工作中受到過處分、警告或被開除嗎？	2	0
15	你曾連續兩天以上飲酒，而不去工作或不照顧家庭嗎？	2	0
16	你經常在上午飲酒嗎？	1	0
17	醫生曾說你的肝有問題或有肝硬化嗎？	1	0
18	在大量飲酒後，你曾有過震顫、譫妄或幻聽、幻視嗎？	2	0
19	你曾因為飲酒引起的問題去求助他人嗎？	2	0
20	你曾因為飲酒引起的問題而住過院嗎？	2	0

	問題	是（分值）	否（分值）
21	你曾因為飲酒引起的問題而在精神病院或綜合醫院精神科住過院嗎？	2	0
22	你曾因飲酒導致的情緒問題而求助於精神科醫生、社會工作者、心理諮詢人員嗎？	0	2
23	你曾因飲酒或酒駕而被拘留嗎？如果有，一共有幾次？	每次 2 分	0
24	你曾因其他的飲酒行為而被拘留幾小時嗎？如果有，一共有幾次？	每次 2 分	0

密西根酗酒調查問卷結果

總積分	結果
3 分以下	無飲酒相關問題。
4 分	可疑酒精依賴者。
5 ～ 12 分	酒精依賴症。
13 分以上	嚴重酒精依賴症。

飲食不規律，營養不均衡

健康身體離不開合理的營養素，營養素是指能被人體吸收及增進健康的、具有一定生理功能的食物基本單位，是人類賴以生存的物質基礎。人體每天需要從膳食中獲得一定量的各種必需營養素，只有攝入量和消耗量達到平衡狀態時，才有助於人體健康。

營養素的攝入關鍵在於合理，過多或過少攝入，都不利於人體健康。一個人如果長期處於饑餓狀態，機體無法獲得必需的葡萄糖這種能量物質，及各種脂肪燃燒時所需要的氧化酶類，為了彌補體內葡萄糖的不足，機體就會將其他部位儲存的脂肪、蛋白質動用起來轉化為葡萄糖。這些被動用起來的脂肪和蛋白質要透過肝臟這個「中轉站」轉化為熱量。大量的脂肪湧入肝臟，但機體又缺少脂代謝時必需的酶類和維生素，導致脂肪在肝臟滯留，造成脂肪肝。這也給過度節食減肥者敲了一個警鐘，長期採取節食減肥，當心患上脂肪肝。

相反，如果一個人長期暴飲暴食，大量攝入高蛋白、高脂肪食物，會超出肝、腎處理氨的能力，產生氨中毒，毒害中樞神經。

此外，重口味的人也容易損傷肝臟。因為人體攝入的鹽分會透過肝腎代謝，攝入量太多就會超過肝腎的代謝承受力，加重心血管壓力，血壓越高，則肝腎血流量越少，肝腎功能損害越大，容易引發各種慢性疾病。

人體必需的營養素及其膳食成分

必需的營養素	宏量營養素	蛋白質、脂肪、碳水化合物、水。
	常量元素	鈣、磷、鉀、鈉、鎂、硫、氯。
	微量元素	碘、鋅、鐵、硒、銅、鉻、錳、鉬、鈷。
	維生素	維生素 A、維生素 B1（硫胺素）、維生素 B2（核黃素）、維生素 B6、維生素 B12（鈷胺素）、維生素 C、維生素 D、維生素 E、維生素 K、葉酸、生物素、菸鹼酸、膽鹼、泛酸。
其他膳食成分	膳食纖維、番茄紅素、植物固醇、原花青素、薑黃素、大豆異黃酮、葉黃素、花色苷。	

當心病從口入，這些食物是肝臟的「大敵」

食物種類	致病因素
發霉食物	花生、大豆、米、麵粉、植物油等食物發霉後，產生黃麴毒素，這是一種強烈的致癌物質，讓肝癌的患病風險倍增。
高脂肪 高膽固醇食物	長期攝入高脂肪、高膽固醇食物，由於食物中缺乏蛋白質和某些維生素，導致肝內脂肪消化、排泄產生障礙，最終造成脂肪在肝內堆積。

食物種類	致病因素
甜食 甜飲料	人體幾乎所有的細胞均能吸收葡萄糖，但只有肝臟可以處理果糖，如果長期過量食用果糖，肝臟就會變得不堪重負，遭受不可彌補的損害。
燒烤醃製食物	燒烤食品會產生致癌物質「多環芳香烴」，這是公認的化學致癌物；醃製食物鹽分高，且多含有防腐劑，增加肝臟代謝負擔。
反式脂肪酸	燒烤食品、薯條、包裝食品和微波食品、爆米花以及油炸食物均含反式脂肪，大量食用反式脂肪酸不但增加罹患心血管疾病的風險，還容易導致肝臟代謝異常。

壓力過大或心情沮喪

中醫數千年來始終認為，人體多數的臟器與情感有關，比如《黃帝內經》中有「怒傷肝、喜傷心、憂傷肺、思傷脾、恐傷腎」的說法，人難免有七情六慾，但如果難以控制，過悲過喜則對身體健康不利。肝的生理特點是喜歡舒暢、愉悅的情緒，而不喜歡憂鬱、煩悶。憂鬱、暴怒最容易傷肝，導致肝氣鬱結或肝火旺盛的病理變化。心情憂鬱還會影響人體的免疫功能，讓免疫力降低，癌細胞會乘虛而入。

所以，要想肝臟健康，一定要學會控制自己的情緒，學會釋放壓力，不要所有問題都自己扛，盡力做到心平氣和、樂觀開朗。

缺乏運動

超重、肥胖是肝臟疾病的高危險因素之一，而引起超重和肥胖的主要原因之一就是缺乏運動。運動可以使脂肪堆積減少，使體重下降；運動也可以減少血管中的脂質沉積，使動脈粥狀硬化的狀況得到改善。

臨床調查發現，絕大多數脂肪肝患者習慣久坐，有些患者甚至從來不參加運動。人體主要透過體力活動來消耗多餘的熱量，沒有被消耗的熱量會轉化為脂肪儲存在體內。在肥胖的成因中，活動過少比攝食過多更嚴重。當脂肪沉積於皮下時，表現為肥胖，當脂肪堆積在肝臟時，就出現了脂肪肝。

有一部分人運動之後體重不減反增，原因可能為運動消耗的熱量不足，其次可能為運動後又攝入了更多的熱能物質。因此我們在堅持運動的同時，也要合理控制飲食，才能真正做到有效控制體重。運動量不能過小，達不到應有的熱能消耗與減肥目的，運動的時間也不能過少，每次運動不能低於 30 分鐘。

飲水不足

肝臟是人體最大的解毒器官，體內幾乎所有的毒素都要經過它來代謝，並排出體外。這個過程需要大量的水，水有助於加快新陳代謝速度、排出體內的雜質與毒素，如果體內水分不夠，就會加重肝臟的解毒負擔。

人體對水的需求量主要與年齡、環境溫度、身體活動等因素有關。一般來說，健康成年人每天需要 2,500mL 左右的水，這個量包括飲用水、食物中的水分以及體內代謝的水。在溫和的氣候條件下，一個成年人應每天飲用 1,500 ～ 1,700mL 的水。在高溫或者運動量大的情況下，更要適當增加飲水量。這裡的水最好是白開水，長期飲用各種含糖飲料對健康不利，容易導致身體發胖、蛀牙、血糖升高等。

在日常生活中，要養成主動喝水的習慣，不要等到口渴的時候才喝水，因為口渴就意味著體內已經極度缺水了。早晨起床宜空腹喝一杯開水，有利於清理腸胃和稀釋血液，因為經過一夜的睡眠，人體處於極度缺水的狀態。水的溫度不要太燙，30℃左右即可，長期喝太燙的水容易損傷口腔和咽喉黏膜，增加罹患食道癌的風險。

飲水時間要分佈在全天，不要過於集中於某個時段。飲水方式要少量多次，不要一次性喝大量的水，特別是在吃飯之前，暴飲會沖淡胃液，影響食物的消化和吸收。

判斷自己的身體是否缺水，要以口渴和少尿為依據，當出現這兩個信號時，說明身體已經缺水了。另外，尿液呈現深黃色也是身體缺水的信號。

體內缺水程度與相應症狀表

體重下降程度 %	症狀
1%	開始感到口渴，影響體溫調節功能與自身體能。
2%	重度口渴、輕度不適、有壓抑感，食慾減低。
3%	口乾、血濃度增高，排尿量減少。
4%	體能減少 20%～30%。
5%	難以集中精力，頭痛，煩躁，困乏。
6%	嚴重的體溫控制失調，並發生呼吸急促導致的肢體末端麻木和麻刺感。
7%	氣溫高時運動可能發生暈厥。

吸菸

吸菸有害健康，很多疾病就是透過吸菸而引起的。一項研究發現，吸菸在所有肝癌致病因素中占 1/2。由於吸菸會使人體吸入有害的化學物質，增加其氧化壓力，對機體造成的壓力最終傳至肝臟，不僅損害肝細胞，而且損害人體整個系統的細胞。

香菸中含有尼古丁和一氧化碳，會刺激交感神經釋放兒茶酚胺，導致血漿游離脂肪酸數值升高，而游離脂肪酸又被肝臟和脂肪組織攝取合成三醯甘油。而且兒茶酚胺能促進脂質從脂肪中釋放出來，由此，吸菸會導致血液中三醯甘油數值更高。這方面，即使吸二手菸者也難以倖免。

因此，為了肝臟的健康，吸菸者最好戒菸，不吸菸者也不要長期待在吸菸的環境裡。

熬夜

「藥補不如食補，食補不如睡補。」對身體來說，熬夜就是一劑慢性「毒藥」，長時間的熬夜能危害人的全身，導致內分泌紊亂，降低全身免疫力，很多疾病會乘虛而入。

從時間生物學（生理時鐘）的角度來說，晚上 11 點到淩晨 3 點是人體膽、肝經排毒的最佳時機，這個時期保持充足的睡眠有利於促進肌膚活力。如果在這個時期加班熬夜、泡夜店喝酒，必然會影響這兩個器官的代謝功能，進而導致內分泌功能紊亂，表現在面部即容易出現皮膚粗糙、面色偏黃、黑斑和青春痘等問題。

長期熬夜會慢慢引起失眠等症狀，隨之出現脾氣暴躁、容易發怒、焦慮不安、記憶力減退等神經、精神症狀。現代研究表明，熬夜的女性得卵巢癌的機率比按時睡覺的人高 49%。

睡眠占人生 1/3 的時間，是恢復體能最有效的方法之一，能促進身體各組織器官的生長發育和自我修復。只有睡好覺，才能養足力氣，以更加飽滿的「機體」對抗疾病。建議每晚最好 10 點以前睡覺，既給身體排毒，又能提高免疫力。長時間當「夜貓子」還容易導致身體發胖，這也是由於體內生長激素分泌不足所導致。生長激素在晚上分泌最多，特別是 23:00 ～次日 2:00 之間最旺盛，尤其是入睡 90 分鐘左右分泌最多。

從古至今，當一個人生病的時候，醫生在診療之後常會叮囑患者要臥床休息，不要走動。這是因為睡眠是最好的機體修復方式，作為身體的一部分，肝臟也一樣需要休息。所以要想留住健康的肝臟，早睡很重要！

不安全的性行為

有的肝病（B 型肝炎、C 型肝炎）透過性行為傳播，不安全的性生活，特別是與多名性伴侶交往，給肝臟造成的健康威脅遠超出人們的想像。肝炎患者在過性生活方面要慎重，對自己和「另一半」都要負責。

由於 B 型肝炎病毒可能透過唾液、精液、陰道分泌物、血液等傳染給配偶，配偶應注射 B 型肝炎疫苗使機體產生抗 HBs 而具有免疫力以防止感染。進行性生活時應使用保險套。

罹患肝病的患者要注意性生活的時間選擇，不論何種肝炎，在急性期都不宜過度進行性生活。一方面是為了避免透過性接觸傳播肝炎，另一方面是性生活會造成血壓升高、呼吸急促，使肝臟缺氧，這無疑會影響肝病的康復，甚至使病情急劇惡化。

忽視肝功能檢查

要提前發現潛在的疾病信號，定期對身體進行檢查是最有效的方法。到專門的體檢機構進行體檢時，有的人由於經濟條件的限制或者怕麻煩等因素，僅挑選常規檢查項目中的幾個項目進行檢查，有時候這樣的檢查結果因為資料太少，並不能完全反映出一個人真正的健康狀況，這樣的體檢實際上做了等於白做。

在常規的體檢中，一定不能缺少肝功能檢查，特別是肝病高危險族群。因為肝臟屬於「沉默的臟器」，幾乎不會出現自覺症狀，病情會在不知不覺中惡化。正是因為如此，為了維護肝臟的健康，最佳的方法是定期給肝臟做一個肝功能檢查，有病治病，無病預防。醫學實際案例證明，40歲以上的男性在肝癌患者中所占比例較高，所以 40 歲後的中年人尤其男性，應每年做肝功能等檢測。飲食不規律以及經常飲酒的人，容易得脂肪肝和酒精肝，此類族群也應該定期做肝功能檢查。

肝功能檢查大致可分為「血液學檢查」和「形態學檢查」。血液學檢查就是透過化驗血液來檢查肝臟的受損情況，這種檢查很有效，適合大多數人。

長期暴露或生存在有毒的環境中

隨著社會的進步與人們生活水準的提高，化學物質與人們的日常生活聯繫得越發緊密。化學物質在帶給人們方便的同時，由於使用管理不當，也會對環境造成污染，給人類健康帶來危害。如果長期生活在有毒化學物質暴露的環境中，飲用或食用了被污染的水或食物，都會引起肝臟的損害。

黃磷、砷、銻、鉛、銅、汞、苯、四氯化碳、氯仿、DDT（殺蟲劑）、三硝基甲苯、二硫化碳、二硝基酚、二氯乙烷、四氯乙烯、硼酸鹽、鉻酸鹽、鉈化物、鈾化物等工業毒物可能經過皮膚、消化道或呼吸道進入人體誘發肝損害，除了可能引起肝細胞脂肪變性外，還伴有肝細胞壞死，病變輕重不等，嚴重者甚至可導致急性肝腎衰竭。

此外，自然界的一些植物、真菌、細菌及其代謝產物，會透過皮膚、呼吸道、消化道進入人體對肝臟產生毒性作用，引起肝細胞壞死。常見的有黃麴毒素、毒蘑菇等。

2

要想肝臟好 動靜結合少不了

養身重點在「動」，養心重點在「靜」，動與靜結合可以消除浮躁情緒，改善身體新陳代謝，讓內臟器官得以調整，精力更加旺盛。

在動方面，肝病患者要選擇適合自己身體和年齡的運動，不要急於求成。由於選擇了不適合的運動，在運動中病倒或猝死者不在少數。

急性肝炎患者的休息、運動注意事項

急性肝炎尤其是有重症化傾向者早期應臥床休息，症狀減輕後可以少量活動但要控制活動量。最好在飯後能安靜休息 1 ～ 2 小時，使血液集中於胃、肝、腸部，以利於肝臟血液循環。已婚的患者要酌情控制性生活頻率，育齡婦女不宜懷孕，以利肝臟恢復。肝功能基本正常後，可以適當增加活動。

年齡大的人在運動時切忌過度、過急，運動時用力過猛危害很大。步行、慢跑、太極等是適合老年人的運動，練書法、繪畫也是適合老年人的動靜結合的運動形式。在靜養方面，主要是保持充足的睡眠，不要熬夜。

人體最佳作息時間

最佳起床時間	5～6 點。
最佳飲水時間	晨起後飲水 200mL，10 點、15 點各飲水 200mL，餐前 1 小時飲水 200mL 有助於消化，睡前半小時飲水 200mL，有助於補充體液。
最佳工作學習時間	8 點～ 10 點，大腦思維能力最強，工作效率高；15 點～ 16 點反應靈敏，適合體力勞動；20 點～ 21 點記憶力最佳，適合用腦工作。
最佳午休時間	中午用餐半小時後，大約 13 點～ 13 點半。
最佳運動時間	上午 9 點以後，下午 16 點以後。
最佳減肥時間	餐後 1 小時，快速散步 30 分鐘效果較好。
最佳刷牙時間	餐後 5 分鐘到 10 分鐘內刷牙，能清除口腔內的細菌和食物殘渣。
最佳吃水果時間	以兩餐之間吃水果最佳，既能減除饑餓感，又能補充營養。
最佳喝牛奶時間	睡前喝牛奶，既能鎮靜安眠，又能補充營養。
最佳睡眠時間	人的生理時鐘低潮期從 22 點～ 23 點開始，所以宜在 21 點～ 22 點之間睡眠。

3

充足睡眠養肝臟

人體在睡眠過程中會進入自我修復模式，經常熬夜既導致睡眠不足，身體抵抗力下降，又會影響肝臟夜間的自我修復，久而久之，肝臟便會亮起「紅燈」；而對於那些已經感染了肝炎病毒的族群來說，長期睡眠不足則會加重病情。

臥，則血歸肝

中醫上有「臥，則血歸肝」的說法，說的是人體在躺臥時血液較多地流向肝臟。西方醫學也證實，人在躺下時回流肝臟的血液要比站立時多。想要養肝，最好的辦法就是「睡」。不僅要「睡著」，還得「睡好」。睡眠品質不好，就會造成肝火上升。所以，為了肝臟的健康，不光夜間睡眠要充足，中午方便的話也可以躺著小睡一會兒，這能讓肝臟得到休憩，進而起到消除疲勞的效果。

長期失眠對身體的影響顯而易見，最明顯的就是影響工作和學習，記憶力減退，思維能力下降，工作效率降低。嚴重者還會導致人體的免疫力下降，引發多種慢性病及憂鬱、焦慮等心理疾病的發生，還可能出現輕生的念頭。

青少年睡眠不足會影響身體發育，中年人長期失眠會情緒不穩、焦躁易怒、食慾不振；婦女長期睡眠不足會加速衰老、面容憔悴、月經不調、加重更年期症狀；老年人長期睡眠不足會導致心腦血管疾病加重以及誘發其他疾病。

在一項大型的研究中，研究人員追蹤了100萬人在6年裡的睡眠模式，平均每晚睡7～8小時的死亡率最低，睡眠不足4小時的人死亡率較前者高出2.5倍，而睡眠超過10小時的人死亡率相比睡7～8小時的高。也就是說，睡眠不足或睡眠過量都會增加死亡的風險。

改善睡眠的方法

睡眠照自己的生理時鐘準時進行：要按時睡覺、起床，不要睡懶覺，也不要過早上床休息。晚上一般9～11點之間上床，白天6～8點起床。夜間失眠者不建議午睡過長，一般半小時足矣。很多失眠患者企圖透過增加臥床時間來增加睡眠的機會，但常常事與願違，反而使睡眠品質進一步下降。

把臥室當做睡覺的專用場所：睡前要排除一切干擾，睡前至少1小時內不做容易引起興奮的腦力活動，或觀看容易引起興奮的書籍和影視節目。現在隨著智慧手機的普及，不少人喜歡在床上玩手機，這不但不利於睡眠，更影響眼睛和頸椎。

創造良好的睡眠環境：臥室避免強光、雜訊，溫度適宜，不要放鬧鐘，選擇合適的床具。

睡前數小時避免接觸興奮性物質：一般下午4點以後，避免接觸咖啡、濃茶或香菸等物品；晚餐或者睡前不要飲酒，酒精會干擾睡眠。

適度運動：白天定時適量的運動有助於睡眠，但睡前應避免劇烈運動。

調整情緒：失眠患者常對失眠本身感到恐懼，過分關注失眠的不良後果。常在臨近睡眠時感到緊張、擔心睡不好，這些焦慮情緒使睡眠進一步惡化，失眠的加重又反過來影響患者的情緒，兩者形成惡性循環。失眠患者要保持合理的睡眠期望，不要把所有的問題都歸咎於失眠，不要過分關注失眠，保持自然入睡，避免過度主觀的入睡意圖（強行要求自己入睡）。

睡眠依四季而定

一年有春、夏、秋、冬四季之分，春溫、夏熱、秋涼、冬寒是自然規律。生活在自然中的人，只有順應自然才能健康地生存。人們的就寢與起床時間同樣如此，不可違背自然規律。

《黃帝內經．素問．四氣調神大論》中說道：「『春三月』要『夜臥早起，披髮緩行』；『夏三月』要『 臥早起，無厭於日』；『秋三月』要『早臥早起，與雞俱興』；『冬三月』要『早臥 起，無擾乎陽』。」

依舊是在《黃帝內經．素問．四氣調神大論》中，當論述到一年四季應如何遵循就寢與起床時間之後的養生之道時說：「聖人春夏養陽，秋冬養陰，以從其根……逆之則災害生，從之則苛疾不起，是謂得道。」這段話的意思是說懂得養生之道的人，在春天和夏天養護陽氣，秋天和冬天養護陰氣，以順從養生之道的根本。假若違反了這個根本，生命就得付出代價，就要發生疾病；如果能順從它，疾病就不會產生，這就叫做四季睡眠養生法則。

春季是萬物推陳出新的季節。人們應該入夜即睡覺，早一些起床，到庭院中散散步，披散頭髮，舒展形體，使情志活潑，充滿生機。春季睏倦是一種生理現象，不必懼怕，只要調整好了，這種現象就會自然消失。不過，此時還要切忌「戀臥」，睡眠過多會使新陳代謝減慢，氣血運行不暢，不利濁氣排出。

夏季是萬物繁榮秀麗的季節。人們應該晚些睡覺，早些起床，應該精神愉快，不要發怒，使體內陽氣能夠向外宣發，這就是適應夏天的調養。

秋季要早睡早起，像雄雞一樣，天黑就睡，天亮就起，使意志安逸寧靜，來緩和秋天肅殺氣候對人體的影響。不讓意志外馳，使肺氣保持清靜，如果違反了，就要損傷肺氣，到冬天容易生泄瀉病。

冬季是萬物生機潛伏閉藏的季節，人們不要擾動陽氣，應該早些睡覺，晚些起床，最好等到日出再起，使意志好像埋伏般安靜，避嚴寒，保溫暖，不要使皮膚開泄出汗。否則，就會損傷腎氣，到來年夏天，就容易發生痿厥之病。另外，睡覺還要避免「倦欲臥而勿臥，醒欲起而勿起」。

一天 12 時辰養生指南

時辰	養生指南
子時（23 點到次日 1 點）	膽經最旺，此時是人體造血的關鍵時刻。肝膽屬木，木生火。應該在 23 點前休息睡覺，忌熬夜，以免膽火上逆，引發失眠、頭痛、憂愁易思等症狀。
丑時（1 點到 3 點）	肝經最旺，肝臟在人體睡覺的時候回流血量最大，能很好地進行蛋白質、脂肪、碳水化合物以及血脂代謝和解毒工作。此時要精神愉悅地入眠，避免過度壓抑導致氣血不調。
寅時（3 點到 5 點）	肺經最旺，肺屬金，金旺必然是火弱，這個時段人體體溫最低，血壓最低，腦部供血極少。此時，值夜班的人容易出差錯，重病患者更易死亡，也最容易發生心腦血管疾病（中風、心肌梗塞等）。如果在寅時經常醒來，就是氣血不足的表現，要加以注意。老年人要慢慢起床，減少早晨晨練。
卯時（5 點到 7 點）	大腸經最旺，是腸道清理糞便的時間，要及時排便，以免引起便祕。這個時期血氣流入大腸，最適宜喝杯溫開水，然後排便。如果在此時進食早餐，可以選擇香蕉、蘋果類的酸味食物、高纖維果蔬。
辰時（7 點到 9 點）	胃氣最旺，對食物的吸收利用率最高，並且已經餓了一個晚上，此時要把早餐吃好。
巳時（9 點到 11 點）	脾臟活躍度最強，適宜舒緩運動，保持體內充足的水分。坐時可以兩腿併攏用力擠壓大腿內側的脾經，活動大趾。脾功能好、消化就好、血液的品質就好，人體的嘴唇紅潤，反之則嘴唇發白、發暗。
午時（11 點到 13 點）	心經最旺，心屬火，心腦血管疾病容易發作，所以此時是養心的時間。午餐後可以適當午睡，但時間不要太長，以免引起晚間失眠。午睡後要適量運動，疏通周身氣血，增強心臟功能。

時辰	養生指南
未時（13 點到 15 點）	小腸經最旺，小腸可以將水液歸入膀胱，糟粕送入大腸，精華輸到脾臟。所以，午餐要在 13 點前吃完，這樣小腸才能在其最旺盛的時刻吸收營養物質，故佛家有「過午不食」之說。
申時（15 點到 17 點）	膀胱經最旺，此時宜多喝水，及時排尿。這個時段頭腦最清醒，適合工作和學習。
酉時（17 點到 19 點）	腎經最旺，腎藏生殖之精和五臟六腑之精。此時是工作完畢需要稍事休息的時候，不宜過勞。
戌時（19 點到 21 點）	心包經最旺，此時要保持心情愉悅，晚餐不要食用過多油膩食物，餐後要休息或者選擇散步等舒緩的運動，不宜做劇烈運動。可以拍拍手，張開雙臂調理一下心包經。此時也是腦神經活躍的時刻，是看書的最佳時間。
亥時（21 點到 23 點）	三焦經最旺，三焦經是掌管人體氣血運動的要道，也是六腑中最大的臟腑。此時睡眠，可以使百脈得到休息。是人體細胞生長最快，也是人類生長激素分泌的時間，錯過這段睡眠的「黃金時段」，就會影響細胞的新陳代謝，從而加快衰老。

4

抗炎護肝藥物切勿盲目使用 不遵醫囑很危險

抗炎護肝藥物是指具有改善肝臟功能、促進肝細胞再生和（或）增強肝臟解毒功能等作用的藥物。這類藥目前可分為五大類，其藥理大多是促進受損的肝細胞再生，促進肝細胞修復，進而保護肝細胞免於損傷或減輕損傷。不同類型的護肝藥有不同的效用，肝病用藥有嚴格的臨床適應症，每個肝病患者又有各自不同的情況，適合別人的藥不一定適合自己用，因此，應根據自己的病情在專業醫生的指導下對症用藥，切不可自行盲目購買藥物服用，任何不遵醫囑的用藥都是危險的。

抗炎護肝藥常見的好處

能夠改善患者的生活品質：大多數患者在對症用藥後，肝臟炎症會隨之減輕，肝臟的各種功能也會得到恢復，機體的代謝能力加強，患者身體的耐受力和精神也會得以恢復。

一定程度降低肝硬化和肝癌的發病風險：抗炎護肝藥有助於減輕肝臟炎症，減少纖維母細胞啟動，進而延緩肝纖維化。肝纖維化是肝癌的致病因素之一，如果能延緩肝纖維化，肝癌的發生風險也會隨之降低。

服用療程固定：由於肝臟的損傷需要一定的時間，與人體免疫反應密切相關，人體免疫反應結束，肝臟細胞破壞也結束。一般肝炎復發期為 6 個月，護肝治療最多也為 6 個月時間，時間固定，所以患者在這方面的花費也比較固定。

抗炎護肝藥的副作用

掩蓋病毒還在發展的事實：肝病患者在服用護肝藥物一段時間後，伴隨著肝臟炎症的逐漸消退，體內肝細胞破壞減少，體內免疫反應能力下降，體內清除病毒能力也下降，而隨著轉胺酶下降，一段時間後體內病毒數值可能會重新升高，掩蓋體內清除病毒的能力。就像發燒的患者一直使用退燒藥，有可能掩蓋毒還在發展的事實一樣。

延誤和降低抗病毒療效：服用護肝藥後，體內清除病毒能力隨著轉胺酶下降而下降，體內免疫反應也下降，對抗病毒治療效果有著重要影響。因為目前很多抗病毒藥起作用，都是依賴體內免疫反應的啟動來實現的。

不能預防和控制下一次復發：肝炎的復發是由於病毒變異等因素引起，護肝藥物僅對體內的炎症控制有效，而對病毒的複製環節基本沒有影響，因此肝炎復發與用不用護肝藥物沒有關係。

容易出現反彈現象：反彈現象是指長時間使用某種藥物治療疾病，突然停藥後，原來症狀復發並加劇的現象，多與停藥過快有關。控制炎症反應需要一定的時間，另外炎症反應有可能重疊，因此在治療見效後，過早停用護肝藥物，可能導致肝臟重新被體內炎症反應攻擊而再次出現谷丙轉胺酶（丙胺酸轉胺酶，ALT）升高。因此，抗炎護肝治療藥物不可停用過早過快，應在 ALT、AST、GGT 均恢復正常後才開始緩慢減量，逐步停藥。

常見抗炎護肝藥的種類及特點

藥物類型	藥物特點
抗炎類藥物	此類藥物主要是甘草酸類製劑，藥理實驗證明，該類藥品可以廣泛抑制各種病因介導的相關炎症反應，減輕肝臟的病理損害，改善受損的肝細胞功能，對慢性肝炎、藥物性肝損傷均有較好作用。
肝細胞膜修復保護劑	代表藥物為多烯磷脂醯膽鹼，所含的多元不飽和磷脂膽鹼（俗稱卵磷脂）是肝細胞膜的天然成分，可以使受損肝功能和酶活性恢復正常，調節肝臟的能量代謝，促進肝細胞的再生，並將中性脂肪和膽固醇轉化成容易代謝的形式；還具有減少氧化應激與脂質過氧化、抑制肝細胞凋亡、降低炎症反應和抑制肝星狀細胞活化、防治肝纖維化等功能。
解毒類藥物	代表藥物為麩胱甘肽（GSH）、N- 乙醯半胱胺酸（NAC）及去普寧等，分子中含有巰基，可以參與體內三羧酸循環及醣代謝，啟動多種酶，從而促進醣脂肪及蛋白質代謝，並能影響細胞的代謝過程，減輕組織損傷，促進修復。
抗氧化類藥物	代表藥物主要為水飛薊素類。水飛薊素對 CCl4（四氯化碳）等毒物引起的各類肝損傷具有不同程度的保護和治療作用，還能增強細胞核仁內聚合酶的活性，刺激細胞內的 RNA，增加蛋白質的合成。
利膽類藥物	主要有 S- 腺苷甲硫胺酸及去氧熊膽酸，前者有助於肝細胞恢復功能，促進肝內淤積膽汁的排泄，從而達到退黃、降酶及減輕症狀的作用，多用於伴有肝內膽汁淤積的各種肝病；後者可以促進內源性膽汁酸的代謝，抑制其重吸收，取代疏水性膽汁酸成為總膽汁酸的主要成分，提高膽汁中膽汁酸和磷脂的含量，改變膽鹽成分，從而減輕疏水性膽汁酸的毒性，起到保護肝細胞膜和利膽作用。

抗炎護肝藥的適應證

抗炎護肝有嚴格的適應證，對於各類急慢性肝臟炎症，血清 ALT 數值顯著升高或肝組織學有明顯炎症壞死者，在及時進行病因治療的同時，應給予適當的抗炎護肝治療。對於慢性 B 型肝炎病毒感染者，當首次出現血清 ALT 輕度升高時，為了準確判斷其是否進入免疫清除期及進行抗病毒治療，不建議過早進行抗炎護肝治療，而應監測 1 ～ 3 個月。對於慢性

C型肝炎病毒感染者，只要血清 HCV-RNA 陽性，且無抗病毒治療的禁忌證，均應給予規範的抗病毒治療。其中，對於血清 ALT 升高或肝組織學顯示有明顯炎症者，應給予適當的抗炎護肝治療。對於易引起藥物性損傷的各種治療處理，例如應用抗結核藥物及抗腫瘤藥物時，通常建議預防性應用抗炎護肝藥物。

護肝藥物不是用得越多越好，而應根據患者不同的病因、病期和病情，針對性地選擇 2 ～ 3 種聯用。如甘草酸類製劑和抗氧化劑分別作用於炎症因數產生前、後的各階段，兩藥配合使用一方面可以減少炎症因數的繼續產生，避免肝損傷繼續加重；另一方面可以中和已產生的炎症因數，減輕已造成的損害。

抗炎護肝藥物使用原則

按照實證醫學原則選用：對於抗炎護肝藥應按照實證醫學的原則選用，以提高療效。如甘草酸及其衍生物具有腎上腺皮質激素樣作用，可以輕度抑制免疫，抗炎護肝，在機體炎症、免疫反應較重時可以考慮優先使用。

不同時使用過多或同類抗炎護肝藥物：不宜同時使用過多特別是同類抗炎護肝藥物，以免加重肝臟負擔及藥物間相互作用。

因應不同情況選擇口服或針劑抗炎護肝藥物：大多數藥物以口服給予，但部分藥物僅有針劑，部分藥物則兼而有之，其中部分藥物如甘草酸類藥兩種途徑作用有一定差異，故肝衰竭時多以靜脈給藥為主，對肝炎突發患者常見靜脈滴注後改用口服的序貫療法。

定期觀察患者情況，及時調整：用藥期間應定期觀察患者的症狀、體徵和肝功能變化，必要時及時調整用藥方案。

注意不良反應藥物：部分藥物有一定不良反應，如去普寧可能導致發燒、皮疹等，用於肝衰竭時尤其應謹慎並注意。

5

肝病也需「心藥」醫 要學會心理自我調節

肝病患者由於病程長，需要經過長時間的治療。此外，有的肝病還具有傳染性，需要和家人或者醫護人員、親朋好友隔離，這些因素疊加會導致患者自身的壓力大，有時候難免會出現對治療甚至對生活失去信心的現象，常常表現出心事重重、忐忑不安、悲觀、情緒低落等焦慮情緒。如果長期持續，心理不能得到及時紓解，就會導致患者逐漸封閉自我，心情憂鬱。

憂鬱症要積極防治

每個人或多或少都會有憂鬱情緒出現，區別是時間的長短和憂鬱的程度。憂鬱情緒如果長時間沒有排解，那麼就變成了憂鬱症。據世界衛生組織統計，全球約有 3.4 億憂鬱症患者。當前憂鬱症已經成為世界第四大疾病，預計到未來幾年可能將成為僅次於心臟病的人類第二大疾患。

導致憂鬱症的原因很多，最好的預防方法是調整好心態，養成健康的生活習慣，一旦發現自己長時間情緒低落、失眠焦慮、自卑感強烈，就應該及時就診。

憂鬱發作以心境低落為主，與其處境不相稱，可能從悶悶不樂到悲痛欲絕，嚴重者可能出現幻覺、妄想等精神病性症狀。憂鬱症的診斷標準以心境低落為主，並至少有下列項中的四項：興趣喪失、無愉快感；精力減退或疲憊感；精神運動性遲滯或激動；自我評價過低、自責或有內疚感；聯想困難或自覺思考能力下降；反覆出現想死的念頭或有自殺、自殘行為；睡眠障礙，如失眠、早醒，或睡眠過多；食慾降低或體重明顯減輕；性慾減退。

治療憂鬱症主要是藥物治療加心理治療。抗憂鬱藥能有效解除憂鬱心境及伴隨的焦慮、緊張和軀體症狀，有效率為 60% ～ 80%。在憂鬱症治療方面，很多人錯誤地認為，憂鬱症是心病，「心病還需心藥醫」，從而排斥藥物治療。其實憂鬱症特別是重度憂鬱症的患病因素中，生物學因素大於心理社會環境因素，抗憂鬱藥治療可能會有很好的療效。但是應該在醫生的指導下，堅持足量足療程治療的原則。

輕微的憂鬱症患者可能不用藥物即可自癒，而中度或重度憂鬱症患者則可能需要藥物治療以及更專業的心理治療（如行為治療、認知行為療法和人際心理療法等）。

目前常見的抗憂鬱西藥有阿米替林和杜使平，這兩種藥適用於各種類型不同嚴重程度的憂鬱障礙。嚴重心、肝、腎病患者禁用。對於伴有精神病性症狀的憂鬱發作可以適當予以抗精神病藥治療。

中藥調理

中醫認為，每天心情鬱悶的人屬於肝氣鬱結，體內肝血不足，而脾氣暴躁的人屬於肝陽上亢。肝血不足的人可以用玫瑰花、合歡花泡水，這樣可以疏肝解鬱，另外，吃大棗或桂圓可以養肝血。肝陽亢盛體質的人除了避免吃過於辛辣的食物外，還需要清肝火，比如泡菊花茶、吃薄荷以及用決明子通便都有助於去火清肝。

黃芪、丹參、枸杞、白芍等中藥材對肝臟也有很好的保健作用。如黃芪屬甘溫之品，大補元氣，是補肝氣、升肝氣的絕佳之品，適合肝氣虛、肝氣升發不及的族群。枸杞甘平，具有養肝、滋腎、潤肺的功效，主要用於治療肝腎陰虧、腰膝酸軟、頭暈、健忘、目眩、目昏多淚、消渴等病症。五味子能益氣強肝、增進細胞排除廢物的效率、供應更多氧氣、營造和運用能量、提高記憶力，有良好的保肝、護肝作用。

積極化解心情鬱結

除了規範地接受治療，對抗憂鬱症還少不了自身積極地預防。以下提供四種對抗憂鬱症的建議。

凡事不鑽牛角尖：性格內向敏感的人思慮過多，操心煩神，心理負擔重，對人對事喜歡鑽牛角尖，盯著劣勢不放，往往氣憤不已、難以釋懷，對生活的不滿和抱怨也相對較多；而開朗的人則活得較為自在，自我調節能力也較好。因此，如果肝病患者平時喜歡鑽牛角尖，一定要意識到自己的思維方式需要調整，然後進行一些有意識的鍛鍊。

多結交朋友：廣交朋友可以給自己帶來快樂，也在某種程度上給自己帶來幫助。遇到不順心的事情不要憋在心裡，自己一個人扛，可以找朋友聊一聊，即便僅僅是發一頓牢騷，也能讓你及時從壞情緒中解脫出來。

培養多種愛好：當心情鬱悶的時候，不妨放下手中的工作，去做做自己喜歡的事情。如果你熱愛運動，就出去跑步、游泳、打籃球，讓汗水沖刷掉自己的壞情緒，順便還可以鍛鍊身體。

學會管理自己的情緒：因為情緒失控，很容易傷到身邊的朋友和家人，也會讓自己陷入一種糾結和懊悔的心態。當你生氣想發火的時候，不妨先冷靜一下，從 1 數到 10，給自己 10 秒的緩衝時間，之後你的火可能就沒那麼大了。當你傷心想哭的時候，可以試著深呼吸，調整自己的呼吸和心跳，慢慢地平靜下來。當然，轉移自己的注意力，做一些喜歡的事情也是情緒管理的一種方式。

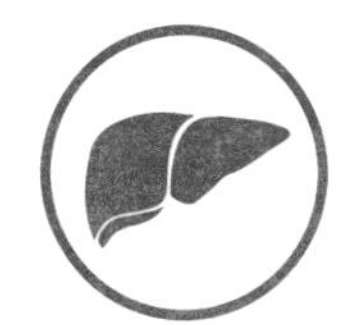

Chapter 3 食

吃對了養肝保命

目前，肝病患者的營養狀況大致呈現兩極化的態勢：一方面是早期肝病患者，因為營養過剩導致肥胖、脂肪肝、高血脂等；另一方面是晚期肝病患者由於不思飲食、噁心嘔吐等，出現消瘦、乏力、低蛋白等營養不良症狀。

飲食是人類賴以生存的物質基礎，是人體能量的來源。現在，人們的物質生活越來越豐富，能吃到的飲食種類也越來越多，但吃得多並不意味著吃得就好、吃得健康。如果不從自身實際出發，不從食物的營養成分考慮，盲目照單全收，有可能吃出問題、吃出疾病來。

1

養護肝臟的飲食禁忌 吃出健康是關鍵

人是鐵，飯是鋼，一頓不吃餓得慌！飲食是人類賴以生存的物質基礎，是人體能量的來源。現在，人們的物質生活越來越豐富，能吃到的飲食種類也越來越多，但吃得多並不意味著吃得就好、吃得健康。就肝臟健康方面來說，在日常的飲食中要注意以下禁忌。

忌辛辣食物

中醫講究五味均衡，認為「多食鹹味，容易傷心；多食甜味，容易傷腎；多食辛味，容易傷肝；多食苦味，容易傷肺；多食酸味，容易傷脾」。這是因為，辛辣食物易引起消化道生濕化熱，濕熱夾雜，肝膽氣機失調，消化功能減弱。故肝功能不正常的人應儘量避免食用辛辣食物。健康的人也應該少吃辛辣食物。常見的辛辣食物有辣椒、薑等。

忌高脂食物

高脂食物是指油脂含量高的食物，常見的有油，其成分就是各種飽和脂肪酸和不飽和脂肪酸。其中動物性脂肪含飽和脂肪酸最多，室溫下這些脂肪是固態膏狀的，加熱後變成液體，在肥肉、動物內臟、動物皮膚、奶油裡含量較高；含不飽和脂肪酸較高的有植物油（橄欖油、茶油、菜籽油、玉米油、葵花子油等）和魚油，在室溫下為液態。

高脂食物往往香味濃郁，但它們容易氧化酸敗，同時產生大量脂質過氧化物，並在體內促發自由基鏈反應，導致機體氧化損傷。研究發現，高脂肪食物中的脂質會啟動免疫細胞，並遷移至肝臟，與肝組織中的細胞作用，引發一系列肝病。

有的人迷信「吃什麼補什麼」的說法，認為吃動物的肝臟對自身的肝臟也有益處。在中式菜系中關於動物肝臟的菜肴不少，比如炒豬肝、炒雞雜等。其實，動物肝臟雖然蛋白質含量較高，但膽固醇、嘌呤含量也很高，食用後會加重肝臟負擔，引起不良後果。對於健康的人來說，偶爾吃一次還可以，但不要過量。對於有肝臟疾病的慢性病患者來說，一定要限制內臟類食物。

高蛋白飲食要依病情而定

對於肝病患者來說，攝入適量的優質蛋白可以減少體內蛋白質的分解，促進體內蛋白質的合成，從而維持蛋白質的平衡。不過在肝病活動期、肝病晚期等肝功能明顯減退化或者有肝性腦病變先兆時，則需要嚴格限制蛋白質的攝入。慢性肝炎患者以及其他病情穩定，狀況較輕微的肝病患者就不必過分拘泥於這個原則，只要能保持營養充分即可。

重症肝炎患者由於胃黏膜水腫、小腸絨毛變粗變短、膽汁分泌失調等，自身的消化吸收功能降低。如果吃太多蛋類、海參、瘦肉等高蛋白食物，會引起消化不良和腹脹等病症。

在常見的食物中，雞蛋是非常好的蛋白質來源，不過肝病患者在食用雞蛋時要注意少吃蛋黃。因為蛋黃中含有大量的脂肪和膽固醇，而脂肪和膽固醇都需要在肝臟內進行代謝，肝臟的負擔加重了，就不利於肝臟功能的恢復。

常見食物的脂肪含量（以 100g 可食部分計）**單位：g**

食物	脂肪含量	飽和脂肪酸	食物	脂肪含量	飽和脂肪酸
奶油	98	52	豬大腸	18.7	7.7
鮮奶油	97	42.8	醬鴨	18.4	5.9
豬肉（肥）	88.6	37	豬舌	18.1	6.2
香腸	40.7	14.8	叉燒肉	16.9	5.1
牛肉乾	40	38.1	午餐肉	15.9	5
烤鴨	38.4	12.7	鵝蛋	15.6	4.5
鴨蛋黃	33.8	7.8	羊肉	14.1	6.2
豬肉（臀尖）	30.8	10.8	牛舌	13.3	5.7
雞蛋黃	28.2	6.3	醬牛肉	11.9	5.5
火腿	27.4	9.2	烤雞	10.7	3.3
豬蹄	18.8	6.3			

膳食均衡，忌亂用補品和補藥

無論是肝病患者，還是健康的人，均衡的膳食都非常重要。均衡一方面指的是量，另一方面指的是種類。正常人每天的膳食應包括五穀根莖類、蔬菜水果類、蛋豆魚肉類、堅果類等食物。平均每天攝入 12 種以上食物，每週 25 種以上。每天攝入五穀根莖類食物為 250g ～ 400g。要想身體健康，就要均衡地安排一日三餐的飲食，特別是不能省略早餐。早餐吃好、午餐吃飽，晚餐吃少。飲食要豐富，不偏食、不挑食，忌暴飲暴食，過飽和暴飲暴食都會加重肝臟負擔。多採用煮、熬、燴、燉、蒸的烹調方式。

一般來說，人的營養需求透過飲食即可基本滿足，所以，如果身體無明顯消瘦等情況，就儘量少食用各種營養品或補品。另外，目前市場上的營養品魚龍混雜，部分還添加了藥物成分，有些藥物可能會導致肝臟的藥物性傷害，加重肝損傷。

忌高銅飲食

肝功能不好時不能很好地調節體內銅的平衡，而銅容易在肝臟內積聚。研究表明，肝病患者的肝臟內銅的儲存量是正常人的 5 ～ 10 倍，罹患膽汁性肝硬化患者的肝臟內銅的含量要比正常人高 60 ～ 80 倍。因此，肝病患者忌食含銅高的食物，如海鮮（貝類、螺類、蝦蟹、魷魚等軟體動物）、動物內臟及血液、臘肉、巧克力等。建議補充低銅飲食，如豬瘦肉、馬鈴薯、蘋果及牛奶等，宜多食用含鐵高的蔬菜，如芹菜、菠菜、萵苣等，以減少銅的吸收。

忌酒

喝酒後，酒精可能使肝細胞的正常酶系統受到干擾破壞，直接損害肝細胞，使肝細胞壞死。患有急性肝炎或慢性活動期肝炎的患者，即使少量飲酒，也會使病情反覆或發生變化。

過去，人們認為少量飲酒有利於健康，但刊登在權威醫學雜誌《刺胳針》（柳葉刀）上的一項研究表明，任何劑量的酒精都對健康有害。這項研究從 1990 年開始至 2016 年，專家們對 195 個國家的 15 ～ 95 歲的男性和女性進行了觀察。研究的目的是弄清楚多大的酒精劑量對健康無害。但是，這項研究表明，只有在 1 週不攝入任何酒精的情況下，人體健康面臨的風險才最小。

控制食糖的攝入

糖分子結構簡單，不用消化酶作用就可以直接吸收。如果吃糖過多，必然影響人體攝入其他營養物質，使蛋白質、脂肪、維生素和礦物質的吸收受到影響。食糖（紅糖、白糖、冰糖等）經消化吸收可以轉變為脂肪而在體內堆積，久而久之可能形成脂肪肝；而且糖的代謝產物，如丙酮酸、乳酸，也會加重肝臟負擔，C 型肝炎患者可以吃一些水果來補充缺少的糖分。

嚴禁食用霉變、受污染的食物

食物發霉後會產生大量的黴菌、毒素，這些毒素會損害肝臟、腎臟、神經系統等，甚至會致癌。發霉的花生、玉米等五穀雜糧及其加工食品會產生黃麴毒素，這是一種毒性極強的劇毒物質，早在 1993 年就被世界衛生組織定為 1 類致癌物，其毒性是砒霜的 68 倍，是氰化鉀的 10 倍，致癌能力是二甲基亞硝胺的 70 倍，對肝臟組織的破壞性極強。

為了避免遭受黃麴毒素的危害，要嚴禁食用發霉的糧食，五穀雜糧及其加工食品一定要購買正規廠家生產的。購買食品儘量選小包裝且包裝完好的，這樣可以避免長時間在家裡存放。儲存穀類、豆類時，要選擇陰涼、乾燥、通風處。

2

拒絕「重口味」低鹽飲食更放心

食鹽的主要成分是氯化鈉，是日常生活中不可或缺的調味品，可為人體提供必要的常量元素鈉。可以說，食鹽對人體健康不可或缺。然而，鹽絕非「多多益善」。

吃鹽太多容易引發多種疾病

高血壓：有研究發現，人的體內每瀦留（醫學上指液體聚積停留）1g 食鹽，就需 111.1g 水與之配成「生理鹽水」儲存於組織內部，這會導致血管中水分增加，血管壁受到的壓力也跟著增大，久而久之，容易引起高血壓。

肝腎疾病：吃得過鹹會導致體內鈉鹽過多，血管阻力增加，心血管負擔加大，促使血壓升高。長期高血壓會使得腎臟血管變脆、變硬、變細，導致血管硬化，進而引起腎臟的萎縮。吃得太鹹，不但損傷腎臟，對肝臟也有害，一項關於食鹽的動物實驗發現，研究人員對成年小鼠進行高鹽飲食，同時將雞的胚胎暴露於高鹽的環境中。結果發現，過量的鈉可能會導致肝臟的一系列變化，如肝細胞畸形、細胞死亡率高、細胞分裂率低，這些都會導致肝纖維化的發生。

骨質疏鬆：食鹽主要成分是鈉，人體每排泄 1,000mg 的鈉，大約會耗損 26mg 的鈣。鹽吃得越多，越會加速體內的鈣質流失，容易罹患上骨質疏鬆症。

呼吸道炎症：高濃度的食鹽不僅抑制呼吸道細胞活性，降低其抗病能力，還會減少唾液，使口腔內溶菌酶減少，難以抵抗病毒感染。

癌症：食鹽進入人體後，食鹽的高滲透液會破壞人體的胃黏膜，一些醃菜、鹽漬食品中所含亞硝酸鹽在胃酸和細菌作用下會轉變為致癌物——亞硝胺。

皮膚皺紋增多：食鹽的主要成分是氯化鈉，體內的鈉離子增加會引起人體的面部細胞缺水，一旦缺水過多，皮膚容易變黑，皺紋自然也會增多，人看起來就顯老。

「重口味」如何做到低鹽飲食

俗話說：「由儉入奢易，由奢入儉難。」過日子如此，一個人的口味也是相同。對於吃慣了大魚大肉、高鹽分食物的人來說，一旦想把口味變得清淡，也是件難事。但是，從身體健康來考慮，就算困難再大，也要儘量克服。對於口味重的人來說，要做到低鹽飲食，掌握以下一些小竅門大有幫助。

首先是在家中烹調食物的時候，要儘量利用蔬菜本身的味道來刺激食慾，如番茄炒雞蛋、洋蔥炒肉等，這些蔬菜本身就口感較重，只要稍加烹調就是不錯的菜品。

其次是可以用醋、番茄醬、芝麻醬等調味品來代替食鹽，如醋拌涼菜，或芝麻醬拌茄子、番茄麵等。當然，這裡要注意的是芝麻醬本身也屬於高熱量的飲食，食用的次數一定不要太多，食用時要減少主食的攝入量。

多吃菌類。菌類有軟化血管的作用，以蘑菇、木耳、海帶為主料的湯菜，味鮮色濃，並有補益功能，可以加少許鹽或不加鹽。

做菜時最後放鹽。炒菜的時候可以在快要出鍋的時候把鹽末撒在菜上，這樣能減少鹽分的蒸發，吃起來也會感覺比較鹹，增加食慾。

還可以選擇中藥材，比如使用當歸、枸杞、川芎、紅棗、黑棗、肉桂、五香、八角、花椒等辛香料，增加風味，減少用鹽量。

少吃醃製的食物，如椒鹽花生米、鹹魚等含鹽量高，盡可能不吃或少吃。其他應該限制攝入的食品包括火腿、香腸、牛肉乾以及各種肉類罐頭等。

此外，還要減少在外用餐的次數，餐廳為了吸引顧客，在做菜的時候放的油鹽都比較多，口感是不錯，但卻不利於控制血糖和血壓。

3

順應自然養肝氣 肝病患者的四季食療要點

從中醫學的角度來講，春季以養脾為主，飲食宜「省酸增甘以養脾氣」。這是因為，這個時節容易出現脾胃虛弱。因此，要少食酸性食物，以免「肝火偏亢，損傷脾胃」。飲食宜清淡可口，忌油膩、生冷及刺激性食物。

四季肝病患者該怎麼吃？

春季：肝病患者在春季宜多食用一些含優質蛋白質、維生素、微量元素等豐富的食物，比如瘦肉、雞蛋、新鮮蔬果等。在挑選蔬菜時，可以選擇韭菜、山藥、洋蔥、苦瓜、萵苣、黑木耳等具有輔助降血糖、降血壓作用的食物。

夏季：過了端午，時序進入夏季，氣溫逐漸升高從而影響人的睡眠品質。夏季高溫高濕容易誘發多種疾病，如皮膚、腸道等感染。肝病患者安全度夏要注意飲食的搭配，特別是身體肥胖者要少食用糖分高的食物，主食少選擇白米、麵食等，多吃一些纖維含量比較豐富的雜糧，如玉米、燕麥等。夏季要多吃蔬菜，如苦瓜、黃瓜、芹菜、絲瓜、茄子、莧菜、油菜等，尤其是苦瓜，既有利於減肥，對穩定血糖也很有益處。

秋冬季：秋冬季節進補是恢復和調節人體各臟器功能的上佳選擇，肝病患者在這個季節也無需例外。不過，在進補的時候要注意因人而異，即攝入的熱量要以能維持正常體重或略低於理想體重為宜，同時要及時監測病情，科學用藥，防止出現急性併發症。在烹飪時，盡可能不要把補品放在肉湯裡燉煮，因為肉湯中含有大量嘌呤類物質，會加重肝腎的負擔。

4

肝病患者不宜堅持「素食主義」

有的人為了減肥，光吃菜，不吃肉，認為只要減少脂肪的攝入就可以達到減肥的目的，這種減肥方式很容易導致營養不良。

人要維持生命活動離不開蛋白質、醣類、脂肪、維生素、礦物質和水等必需的營養物。魚、家禽、蛋和瘦肉含有豐富的蛋白質、脂類、維生素A、維生素B、鐵、鋅等營養素，是平衡膳食的重要組成部分，是人體營養物質的重要來源。如果長期吃素，一點肉類都不吃，很容易造成蛋白質攝入不足。

另外，長期素食還會缺乏維生素B12和葉酸，它們是DNA合成過程中重要的輔酶，如果缺乏很容易造成細胞DNA合成障礙。

動物性食物中還含有豐富的血紅素鐵，是補血的最好來源，如果長期不吃肉，很容易造成缺鐵性貧血。

減肥不過度，營養要均衡

還有的人更極端，為了減肥連蔬菜都不吃，每天只以水果充饑，時間一長體內所需的鈣、鎂、鉀等礦物質比例會發生紊亂。

一個人每天至少攝入1,000kcal能量才能維持人體基本生理活動，通常來說，一般人正常生活、工作、學習，每天需要攝入 2,000kcal 的熱量。熱量攝入不足容易疲憊；蛋白質攝入不足會直接影響人體的免疫力，失去正常的疾病抵禦能力。在能量需要 1,600 ～ 2,400kcal 的基準下，建議每天攝入五穀根莖類 250 ～ 400g、水果類 200 ～ 350g、蔬菜類 300 ～ 500g、家畜家禽肉 40 ～ 75g、水產品 40 ～ 75g、蛋類 40 ～ 50g、大豆及堅果類 25 ～ 35g、奶製及乳製品 300g、油 25 ～ 30g。

科學家研究發現，吃素可能對大腦不利，那些不吃肉的人罹患腦萎縮的機率是吃肉者的 6 倍。

成人每日、每週應攝入的食物種類

食物類別	每天應攝入種類	每週至少攝入種類
家畜家禽、魚、蛋類	3	5
蔬菜、水果類	4	10
五穀根莖類、雜豆類	3	5
奶、大豆、堅果類	2	5
合計	12 種	25 種

5

對症食療事半功倍
肝病患者不同時期的營養原則

飲食是肝病患者自我管理的關鍵環節，病情不同，對營養的需求也各異。本書分為急性肝炎期間的營養治療原則、慢性肝炎期的營養治療原則、肝硬化患者的飲食原則，及肝性腦病變患者的飲食原則。

對不同的肝病患者要因病制宜

肝病患者尤其是一些慢性和重症肝病（如肝硬化、肝衰竭）患者普遍存在營養不良的情況，這是多方面因素共同作用的結果。一方面重症肝病患者通常食慾下降，合併腹水、胸水等併發症可能導致胃擴張能力不足，醫源性的蛋白與熱量流失等導致營養物質攝入減少；另一方面營養物質吸收減少，這是由於排泄入小腸的膽鹽減少、合併有胃腸道黏膜病變、胃腸道血液淤滯、腸道蠕動能力減退、腸肝循環受損等，使腸道吸收功能明顯削弱，營養素吸收受到嚴重影響。為了保證營養均衡，可以按照下面的原則進行。

急性肝炎期間的營養治療原則

疾病分期	營養治療原則
急性期 （低脂高蛋白半流食或軟食）	‧ 少量多餐、選用清淡、易消化、乾稀搭配的飲食方式，忌暴飲暴食。 ‧ 適當增加新鮮蔬菜、水果攝入量。 ‧ 供給足量液體，如蔬菜汁、米湯、溫開水等，以促進排泄。 ‧ 禁止食用刺激性食物和調味品，絕對禁菸酒。 ‧ 適宜吃穀類、脫脂乳類、豆製品、水產品、綠色蔬菜、水果。
緩解期 （高蛋白、高維生素軟食，少糖、低脂，易消化、清淡）	‧ 多飲水和果汁，增加綠色蔬菜，保持排便通暢。 ‧ 減少或不食用油炸食品，烹調方式應以拌、汆、蒸、燉為主。 ‧ 不宜吃肥肉、糕點、動物油脂、刺激性食物和調味品、粗纖維和堅硬食物，忌菸、酒。

慢性肝炎期的營養治療原則

營養治療原則	說明
充足的能量	‧ 能量提高要按照患者的狀態和病情而定，對於超重或肥胖者，能量不宜過多，以免加重肝臟負擔，誘發脂肪肝。
充足的蛋白質	‧ 蛋白質占總能量的 15% ～ 18% 供給，對於肝功能明顯異常者，可以補充富含支鏈胺基酸的豆類蛋白。
適宜的脂肪	‧ 每日供給量保持在 40 ～ 50g。
適當的碳水化合物	‧ 以複合碳水化合物為主，以減輕胰島素阻抗。
適量的礦物質	‧ 根據患者實際情況，提供合適的礦物質，避免不足或超量。

營養治療原則	說明
充足的維生素	・維生素有助於保護肝細胞，多選富含脂溶性維生素以及維生素 B 和維生素 C 的食物。
飲食品類宜忌 （適當補充膳食纖維有利於調節血糖和血脂）	・宜食用各種米麵類、奶類、家畜家禽瘦肉類、魚蝦類、豆類、新鮮蔬果、植物油。 ・忌（少）食油炸類、各種糕點、動物油脂、人造奶油、肥肉、蟹黃、蛋黃、刺激性調味品、酒、醃製燒烤類。

肝硬化患者的飲食原則

症狀	飲食原則（充足的能量）
病症較輕，無併發症者	・蛋白質每日不應低於 60 ～ 70g。 ・脂肪攝入不應過多，以 0.7 ～ 0.8g/kg/d 為宜，脂肪種類以植物油為主。 ・每日攝入碳水化合物 350 ～ 500g。 ・充足的維生素。 ・少量多餐，除了一日三餐外，可以增加 2 ～ 3 次用餐次數。 ・宜食用奶類及其製品、蛋類、豆腐類、魚蝦類、家畜家禽瘦肉、麵食、新鮮的蔬菜。
肝功能受損嚴重	・適當限制蛋白質的攝入，每日攝入量控制在 50 ～ 55g，蛋白質種類以蛋奶大豆為主，少選擇肉類蛋白。 ・限制脂肪攝入，每日攝入量控制在 40 ～ 50g。 ・充足的碳水化合物，宜占總能量的 70%。 ・充足的維生素，適當補充複合維生素製劑。 ・忌食酒和酒精類飲料、辛辣刺激的調味品、煎炸食物、粗纖維較多的食物、豆類、根莖類容易引起脹氣的食物。 ・在食慾下降或者嘔吐、腹瀉時，要及時補充鉀，如飲用小黃瓜汁、蘋果汁等，避免發生低血鉀性鹼毒症而導致肝性腦病變。

肝性腦病變患者的造成原因與飲食原則

造成原因	飲食原則
肝性腦病變是一種由於急、慢性肝功能嚴重障礙或各種門靜脈、體循環分流異常所導致的，以代謝紊亂為基礎、輕重程度不同的神經精神異常症候群。	肝性腦病變患者的飲食應清淡低脂、低鹽、低蛋白、高熱量，且易消化，一般以碳水化合物為主，限制蛋白質攝入。

肝性腦病變患者的狀態分期與飲食原則

狀態分期	飲食原則
昏迷中	禁止食用蛋白質，建議使用鼻胃管或從靜脈補充葡萄糖供給熱量，因攝入的蛋白質可能在腸內細菌和消化酶的作用下產生氨，被腸道吸收進入腦組織，從而加重病情。足夠的葡萄糖除了提供熱量和減少組織蛋白分解產生氨外，還有利於氨與麩胺酸結合形成麩醯胺酸而降低血氨。
清醒後	可以逐步增加蛋白質飲食，最好給予植物蛋白如豆製品，植物蛋白含甲硫胺酸，芳香族胺基酸少，適用於肝性腦病變，可以減輕肝臟負擔。動物蛋白除了產氨增多以外，其代謝產物含有較多的芳香胺基酸，這類胺基酸可能在肝硬化時抑制腦神經傳導而誘發肝昏迷。
飲食中	應注意補充維生素 A 和維生素 B。在無尿或少尿時，應限食榨菜、蘑菇、香蕉、馬鈴薯等含鉀較高的食物，以免引起高鉀血症。

6

量入為出 讓你輕鬆搞定膳食平衡

任何一種食物都無法含有所有營養素，只有透過多種食物搭配，才能達到營養均衡的要求。一個人吃的食物種類越多，營養素的互補作用就越強。平衡膳食的要點就是要主食「粗細搭配」，副食「葷素搭配」，不挑食、不偏食。

肝患者營養應充足，攝取足夠膳食

每個人在飲食上有多年形成的習慣，而且千差萬別。肝臟的醣原含量，在空腹時和進食後有比較明顯的改變，從這點考慮，肝病患者不僅每天的營養應該充足，而且還應該注意三餐分配和用餐時間的規律性。根據動物實驗證實，交替給予高蛋白食物和低蛋白食物，比持續給予低蛋白食物的肝損害更加嚴重。非洲的土著在吃穀類等低蛋白食物期間，因狩獵有所收穫，卻又在數天內只吃獵取的肉食，有這種飲食習慣的民族，肝硬化和肝癌的患病率非常高。

正常人每天的膳食應包括五穀根莖類、蔬菜水果類、蛋豆魚肉類、堅果類等食物。建議平均每天攝入 12 種以上食物，每週 25 種以上。穀類為主是平衡膳食模式的重要特徵，每天攝入五穀根莖類食物 250 ～ 400g，其中全穀物和雜豆類 50 ～ 150g，根莖類 50 ～ 100g；膳食中碳水化合物提供的能量應占總能量的 50% 以上。

不同身體活動水平下的成年人每日推薦攝入的食物份數

食物類別	每份 /g	女性			男性		
		身體活動水平			身體活動水平		
		輕	中	重	輕	中	重
穀類	50 ～ 60	4.5	5	6	5.5	7	8
全穀物	其中全穀物約占 1/3						
蔬菜	100	4	4.5	5	4.5	5	6
深色蔬菜	其中深色蔬菜約占 1/2						
水果	100	2	3	3.5	3	3.5	4
家畜家禽肉類	50	1	1	1.5	1.5	1.5	2
蛋類	50	1	1	1	1	1	1
水產品	50	1	1	1.5	1.5	1.5	2
大豆	20 ～ 25	0.5	0.5	1	1	1	1
堅果	10	1	1	1	1	1	1
乳製品	200 ～ 250	1.5	1.5	1.5	1.5	1.5	1.5

為了達到膳食平衡，可以採取食品交換份數的方法。食品交換份數是將食物按照來源、性質分成幾大類，每份同類食物，在一定量內所含的蛋白質、脂肪、碳水化合物和熱量基本相似。利用食物交換份數來安排每天的膳食，易於掌握，便於瞭解和控制總熱量，還可以做到食品種類的多樣化。

食物種類及主要營養素

食物種類	食物舉例	主要營養素
蔬菜水果類	白菜、青椒、芹菜、茄子、番茄、胡蘿蔔、蘋果、橘子、香蕉、柳丁。	膳食纖維、礦物質、維生素、胡蘿蔔素等。
五穀根莖類	小麥、大米、小米、馬鈴薯、紅薯。	碳水化合物、蛋白質、膳食纖維、維生素 B。
動物性食物	家畜、家禽、蛋、奶、水產品。	蛋白質、脂肪、礦物質。
大豆及堅果類	黃豆、黑豆、花生、開心果、杏仁。	蛋白質、脂肪、維生素 E、礦物質。

7

從飲食方面預防便祕和腹瀉

肝臟不但是人體的「代謝工廠」，也是「解毒器官」，機體其他器官代謝產生的毒性物質如氨、膽紅素、某些激素以及服用的某些藥物、酒精等，都要匯集到肝臟來處理，最終變成無毒或微毒、容易溶解的物質，從尿或大便中排出體外。

當肝臟受到損害時，解毒能力自然也會下降，患者如患有便祕，由於腸道內細菌繁殖增加，毒性物質會大量產生，使肝臟負擔加重。

適量服用製劑與飲食注意事項

很多人對肝損害時保持正常排便的重要性認識不足，這點很需要被重視。經常便祕的肝病患者可以適當服用「益生菌」類製劑，此類製劑可以調整腸道內菌群的生態平衡，減少腸道內容物的異常發酵和毒素的產生，降低肝病患者的血氨數值。不過益生菌類製劑也並不是完全對人體無害，為了降低藥物的副作用，對於便祕的患者，最好不要養成透過服用藥物的習慣來改善症狀，要從食物的選擇上來調節腸胃。

飲食方面以清淡、易消化為主，平時經常食用一些富含益生菌的優酪乳，增加膳食纖維的攝入，忌菸酒、辛辣、生冷及油膩的食物。一日三餐定時定量，避免暴飲暴食，防止饑飽不定，吃好早餐等，這樣做有利於維護腸道功能穩定，避免腸功能紊亂。養成每日按時排便習慣，晨起及餐後是最易排便的時間。盡可能避免排便習慣受到干擾，以形成有序的條件反射，建立起良好的排便規律。

除了便祕外，腹瀉對肝病患者的影響也不小。在嚴重腹瀉後，肝病患者易發生低鉀血症，從而可能促使大量的氨經由血液循環進入腦部，引起肝性腦病變。因此，肝病患者應注意飲食衛生，避免發生腹瀉。

8

注意補充營養素 護肝養肝別「輸」在吃上

肝臟患者體內的維生素、礦物質及微量元素等營養素儲存能力下降，如果不注意補充，就容易導致體內維生素缺乏。要注意補充富含維生素C、維生素B6、維生素B12、維生素E、葉酸、膽鹼、肌醇、鉀、鋅、鎂等的食物，以維持正常代謝，保護肝臟。

少吃加工食品，多吃原型食物

在日常生活中，為了減少各種營養素的流失，應該注意以下幾個方面。主食要粗細搭配。主食類食物中的維生素主要在胚芽和表層組織中，特別是禾穀類食物，加工得越細，維生素流失就越多。粗細搭配，可以保證主食中的維生素充足。

吃新米，少吃舊米。糧食儲存時間越長，維生素的流失量也越大。尤其經過春季梅雨季節，加上夏季高溫，可能使得原料水量增加，維生素遭到破壞。

改變不合理的烹飪方法。淘米的時候少搓洗，建議吃蒸飯、燜飯，可以使維生素B2的流失減少。另外，煮粥的時候不要加鹽可以減少維生素的流失。

蔬菜先洗後切。烹調的時候要掌握火候，不要高溫油炸，時間也不宜過長。

維生素的功能、缺乏症狀和食物來源

維生素	功能	缺乏時症狀	來源食物
維生素 A	抗氧化，防衰老和保護心腦血管，維持正常視力，預防夜盲症和乾眼症。	皮膚乾燥，有呼吸道感染跡象，眼睛乾燥、畏光、多淚、視線模糊。	魚肝油、動物肝臟、乳製品、蛋、魚卵、胡蘿蔔、菠菜、豌豆苗、青椒、紅薯。
維生素 D	調節骨代謝，促進小腸對鈣的吸收，預防佝僂病、骨軟化症及骨質疏鬆症。	兒童：佝僂病。 成人：骨軟化症、骨質疏鬆。	魚肝油、牛奶、蛋黃、動物肝臟。
維生素 E	抗氧化作用，延緩衰老，保護心腦血管。	四肢乏力、易出汗、皮膚乾燥、頭髮分叉、經痛。	食用油，如麥胚油、玉米油、花生油、芝麻油，豆類、粗糧。
維生素 K	促進血液凝固，參與骨骼代謝。	新生兒：出血性疾病。 成人：凝血障礙。	動物肝臟、綠色蔬菜、穀類食物。
維生素 C	促進傷口癒合，抗疲勞，提高人體免疫力。	壞血病、疲乏無力、胃口差、傷口難癒合、牙齦出血。	新鮮蔬菜，如青菜、韭菜、菠菜、辣椒等；新鮮水果，如柳丁、山楂、紅棗、奇異果等。
維生素 B1 **（硫胺素）**	參與神經傳導、能量代謝，提高機體活力。	長期消化不良、手腳發麻、多發性神經炎和腳氣病等。	粗糧、雜糧、穀物、堅果、豆類以及瘦肉、動物肝臟。
維生素 B2 **（核黃素）**	參與體內很多代謝和能量生產的過程，維護皮膚黏膜、肌肉和神經系統功能。	口臭、嘴唇乾裂、眼睛乾澀、失眠、頭痛、皮膚和頭髮易出油、頭皮屑增加。	瘦肉、蛋、奶、魚類、大豆、蘑菇、玉米、紫米、黑米、大麥、菠菜、鮭魚。
維生素 B6	維持免疫功能，防止器官衰老。	肌肉痙攣、口唇乾裂、外傷不癒、憂鬱，孕婦出現過度噁心、嘔吐。	肉類、動物內臟、全穀類食物、堅果、蛋黃、香蕉。

維生素	功能	缺乏時症狀	來源食物
維生素B12	可以預防貧血，提高血液攜氧能力，增加記憶力。	皮膚蒼白、貧血、毛髮稀少、食慾不振、嘔吐、腹瀉。	肉類、動物肝臟、蛋、奶、牡蠣、螃蟹、鮭魚。
菸鹼酸	參與體內脂質代謝、組織呼吸的氧化過程和醣類無氧分解的過程，降低血清膽固醇。	可能產生癩皮病，表現為皮膚炎、腹瀉、神經性呆滯、舌炎及煩躁、失眠等。	動物的肝臟、瘦肉、乳類、蛋類、豆製品、花生、酵母、綠色蔬菜。
葉酸	可以抗貧血，維護細胞的正常生長和免疫系統的功能，防止胎兒畸形。	巨球性貧血、腹瀉、疲乏、憂鬱、抽搐。	酵母、動物肝臟、菠菜、橘子、萵苣、生菜。

9

肝病患者運動前後要注意飲食調配

肝病患者除了重症期和急性期外，其他時期均可以進行適當的運動。運動有利於促進機體新陳代謝，改善心情，加快身體的康復速度。在運動的時候，肝病患者要注意飲食的調配。

不同狀態與運動期間的飲食注意事項

不要在饑餓和過飽的狀態下運動。在饑餓時運動會導致體內血糖下降，血糖是大腦的直接能源物質，血糖濃度過低，大腦會因為缺少能量而發出疲勞的信號，人就會覺得頭暈乏力，出現面色蒼白、出冷汗等情況。若繼續運動，可能會造成神志不清，甚至昏迷。低血糖還會促進肝醣原的分解，進一步增加肝臟負擔，這種運動反倒對身體有害。正確的方法是在運動前半小時吃 100 ～ 200kcal 的食物，如一杯麥片或果汁，也可以吃幾塊巧克力。

人在過飽的狀態下運動也不利於健康。如果要運動，對於平時經常鍛鍊的人，在飯後半小時到 1 小時後可以開始做些低強度的運動；不常鍛鍊的人，休息時間應當更長一些。剛吃完飯時，支配胃的副交感神經興奮，此時大部分血液集中在胃和肝臟。如果飯後馬上參加劇烈運動，會使正在參與胃部消化的血液又重新分配，流向肌肉等器官，從而影響胃腸道的消化和吸收，甚至造成慢性胃病。

在運動中應注意補充水分，可以每隔 15 ～ 20 分鐘喝一次溫水。含有咖啡因、果糖或帶二氧化碳的汽水和飲品，不是運動時的理想選擇。

運動後切忌吃冷飲，因為人在運動時產生的熱量會增加，胃腸道表面溫度也急劇上升。如果運動後吃大量冷飲，強冷刺激會導致胃腸道血管收縮，減少腺體分泌量，引起消化不良，對肝臟恢復有害無益。

10

食慾減退 肝病患者該怎麼做？

肝臟是人體中最重要的消化器官，罹患肝臟疾病後，肝細胞被破壞，導致膽汁分泌減少或排泄不順暢，從而影響到食物中脂肪的消化和吸收，患者因此很容易產生胃口不佳、食慾減退、厭惡油膩食物等情況，特別是在天氣炎熱、潮濕的夏季更是如此。

清淡飲食，減輕肝臟負擔

出現上述情況時，患者應吃半流質或低渣食物，以富含維生素、清淡、低脂肪的飲食為主。主食以麵條或軟硬米飯為佳，少吃速食、泡麵等食物。泡麵是經過超高溫的蒸熟和油炸、乾燥等環節而成的，在此過程中，麵粉中的營養素被破壞很多，特別是維生素B，長期食用會導致機體營養不良。另外，有的泡麵還含有防腐劑，多食對肝臟健康不利。

肝病患者在食慾不佳時飲食應以清淡為主，不宜進食高脂肪、高蛋白及高糖食物，因其對於重症患者不但不能達到提供營養的目的，反而易產生有害代謝物質，增加肝臟負擔。

慢性肝炎患者應注意補充高品質蛋白質，以利於肝臟修復，但每次量不要太多，各類維生素也要保證供給。過去曾認為慢性肝炎患者應大量補充醣類，當前則認為此類患者多見糖耐受不良，有糖尿病傾向者易誘發糖尿病。

11

飲茶 要注意時間和方式

適時適量飲茶對脂肪肝的恢復是有利的，但是在錯誤的時間採用錯誤的方式飲茶反而對身體有害，患有肝病的族群尤其要注意這個點。

餐後不宜馬上喝茶，特別是吃了葷食後不要立即喝茶。因為茶葉中含有大量的鞣酸，能與蛋白質合成具有收斂作用的鞣酸蛋白，這種蛋白質可能使腸道蠕動減慢，從而造成便祕，增加了有毒物質對腸道的毒害作用，進而加重脂肪肝。因此，脂肪肝患者最好在餐後 2 小時左右飲淡茶。

不同茶類的飲用注意事項

一般來說，常見的茶有紅茶、綠茶、烏龍茶、黑茶等幾種。保肝護肝以綠茶較佳，降脂則以烏龍茶、黑茶較佳。

綠茶含有茶多酚、咖啡因、維生素、胺基酸等營養物質，可以輔助降低血糖。茶葉中豐富的維生素 C 可以保護血管，預防凝血，降低糖尿病併發血管硬化的危害。不過，綠茶性寒，對腸胃刺激作用大，所以有腸胃疾病的人要少喝。另外，孕婦、兒童、貧血者以及女性經期都不宜飲用綠茶。

烏龍茶是一種半發酵茶，含有茶多酚、咖啡因、茶胺酸、茶多醣、茶黃素、茶紅素等，具有較廣泛的生物功能。流行病學調查和臨床試驗都表明，飲烏龍茶可以降低血漿總膽固醇，和低密度脂蛋白膽固醇的含量數值，提高高密度脂蛋白數值，且能減緩機體的脂質過氧化反應和體重增加的速度。

12

食之有道 有益肝臟的常見食材

營養素蘊藏於各種各樣的食物之中，由於每種食物中所含的營養素種類及數量不同，食物的營養價值也各異。養肝護肝，不能陷入食用各類保健品、滋補品的誤區中，從常見的食材中選擇有益肝臟的種類，合理搭配，適量食用，一樣能吃出健康。

燕麥

燕麥的蛋白質含量高於其他農作物，且胺基酸比例平衡，特別是賴胺酸的含量高，明顯高於小麥、玉米等。肝病患者食用燕麥有助於補充蛋白質，促進肝細胞功能的恢復。燕麥的亞油酸含量占不飽和脂肪酸總量的38.5% ～ 45.3%，約為花生油的 2 倍。燕麥中的亞油酸和脂肪酸對於動脈粥狀硬化引起的各種疾病有一定的防治作用。燕麥還富含大量的可溶和不溶性膳食纖維，能大量吸收人體內的膽固醇並排出體外。燕麥中的高黏稠度可溶性纖維，能減緩胃部消化速度，讓人有飽腹感，所以很多人吃完燕麥後就會長時間不餓，能有效提高基礎代謝，減輕體重。

玉米

玉米中富含營養元素，如必需胺基酸、維生素、礦物質等。其中，所含的大量抗氧化物質，能有效地降低血液中的膽固醇濃度；豐富的膳食纖維可以刺激腸胃蠕動，加速糞便排泄，還可以抑制腸中脂肪物質的吸收，有效降低血脂數值，對於脂肪肝、肥胖有預防作用。常吃玉米是彌補膳食纖維攝入不足和微量營養素缺乏的有效措施。

小米

小米內含有多種人體必需的脂肪酸及多種營養素，具有降低血清膽固醇、防止血脂升高、抑制血小板凝聚等作用，適用於動脈粥狀硬化症、高血壓、脂肪肝患者。小米所含豐富的蛋白質、維生素 E 和維生素 B，在護肝的同時還能保護胃黏膜。睡眠品質不好的人，在晚飯的時候可以選擇喝小米粥，因為小米中含有豐富的色胺酸，可以調節人體睡眠，有助於入睡。

蕎麥

蕎麥是典型的雜糧作物，營養價值豐富，含有豐富的芸香苷、纖維素、硒及維生素等營養物質，不僅適用於高血脂、高血壓和糖尿病等，還可以防治肥胖，保持心腦血管健康。有研究顯示，蕎麥中的芸香苷對急性肝損傷有保護作用。蕎麥雖佳，但性涼，一次不宜多食，脾胃虛寒、消化功能不佳、經常腹瀉、體質敏感之人不宜食用。

洋蔥

洋蔥含有可以降低膽固醇的含硫化合物，能啟動血纖維蛋白溶解酶的活性，防止血管內血栓的形成，長期食用有調血脂、降血壓、抗動脈粥狀硬化和預防心肌梗塞之效。脂肪肝患者常吃洋蔥，有助於消除肝上的脂肪。洋蔥含有甲苯磺丁脲，可以使細胞更好地利用葡萄糖，從而降低血糖。

洋蔥還含有前列腺素，可以擴張血管，減少外周血管阻力，促進鈉的排泄，使增高的血壓下降。

大蒜

醫學研究顯示，大蒜及其大蒜製劑能降低總膽固醇和三醯甘油的數值，是預防動脈粥狀硬化的重要食物之一，在預防高血脂、脂肪肝方面有重要作用。大蒜能保護肝臟，誘導肝細胞脫離毒酶的活性，可以阻斷亞硝胺致癌物質的合成，從而預防癌症的發生。大蒜含有豐富的大蒜素和硒元素；大蒜素可以減輕冠心病患者的動脈粥狀硬化，減慢心率，增加心臟收縮力，擴張末梢血管，利尿，降低血壓，是預防冠心病的有效物質；硒具有抗氧化、抗凝血、降血脂的功效，能夠抑制動脈粥狀硬化形成的危險因素，降低心腦血管疾病的發病風險。不過，大蒜屬於辛辣食物，急性肝炎期間不宜食用大蒜，以免刺激腸胃，導致病情加重。

黃瓜

黃瓜是很好的減肥食品，其所含的丙醇二酸，可以有效地抑制醣類物質向脂肪的轉化。同時黃瓜中還含有豐富的纖維素，可以促進腸道的蠕動、加快排泄，進而能夠降低膽固醇。對於伴有高血糖的肝病患者來說，黃瓜中所含的葡萄糖苷、果糖等不參與通常的醣代謝。所以，常吃黃瓜對於預防高血脂、脂肪肝、糖尿病具有重要意義。

番茄

番茄是蔬果兩用型食物，它既可以生吃，也可以烹飪熟了之後食用。生食可以補充維生素 C，而加熱可以使其所含的抗氧化劑番茄紅素的活性得到提高，從而預防因衰老、免疫力下降引起的各種疾病。番茄紅素可以降低熱量攝取，減少脂肪積累。番茄中富含的各種果酸，能增加胃液酸度，幫助消化，調整胃腸功能；其所含的番茄鹼，能明顯降低組織胺所導致的毛細血管通透性升高，具有抑菌消炎作用。

白蘿蔔

白蘿蔔在古代被稱為萊菔，熟食甘如芋，生食脆如梨。其含水量約為94%，膳食纖維、鈣、磷、鐵、鉀、維生素 C 和葉酸的含量較高。白蘿蔔含有辛辣成分芥子油，具有促進脂肪類物質，能更好地進行新陳代謝的作用，可以減少脂肪在皮下堆積。

胡蘿蔔

胡蘿蔔素經過吸收，在小腸黏膜及肝臟經過酶的作用，近一半會變成維生素 A，可以補肝明目，對夜盲症有療效；維生素 A 也是骨骼正常生長發育的必需物質，嬰幼兒食用胡蘿蔔無疑對身體發育有益。胡蘿蔔中含有大量膳食纖維，在腸道中容易膨脹，可以加強腸道的蠕動，改善胃腸功能，緩解和改善便祕情況。

金針花

金針花又稱黃花菜等，是一種藥食兩用的植物。中醫認為其性味甘平，生用有小毒。有養血平肝、利尿消腫、清熱解毒、寧心安神之功。現代研究發現，金針花能顯著降低血清膽固醇的含量，有利於高血壓患者的康復，是高血壓的保健蔬菜。其有效成分能抑制癌細胞的生長，豐富的粗纖維能促進排便，因此，可以預防結直腸癌。要注意，金針花不宜鮮食，鮮金針花營養雖好，但含有秋水仙素，秋水仙素是一種劇毒物質，經過腸胃道吸收，在體內會氧化為「二秋水仙素」，具有較大毒性，會嚴重刺激腸道、腎臟等器官。

芹菜

芹菜中所含的芹菜素有明顯的調節血脂和抗氧化作用；芹菜鹼可以保護血管，所以對於血管粥狀硬化者非常適宜。芹菜還含有強力抗氧化劑，可以防止細胞氧化，減少膽固醇堆積，維持血管彈性。芹菜可以涼拌食用，也可以和肉類搭配炒製食用，有降脂清肝、祛風明目、保護血管等功能，可以作為輔助治療高血脂伴脂肪肝、動脈粥狀硬化等的食材。

冬瓜

冬瓜仁（冬瓜子）中含豐富的亞油酸，可以清肺熱、利胸膈、消煩惱，除暑濕；臨床上常將冬瓜皮做利尿之品，對於冠心病伴水腫患者尤為適宜。冬瓜含有豐富的丙醇二酸，可以有效抑制食物中的醣類轉變成脂肪，有助於預防脂肪肝。此外，冬瓜屬於低熱量、低脂肪、低鈉食物，欲減肥、減脂者也可以將它當作日常代餐食品。冬瓜的維生素 C 含量也較高，具有很好的抗氧化、抗輻射、美白的作用。

豆腐

豆腐中含有豐富的蛋白質、脂肪、碳水化合物、維生素和礦物質等，中醫認為豆腐能益氣寬中、生津潤燥、清熱解毒、和脾胃、抗癌，可以用於輔助治療赤眼、消渴，可以解硫黃、燒酒毒，還可以降低血鉛濃度、保護肝臟、促進機體代謝。豆腐可以熱食或冷食，可以入湯，也可以做麵食、披薩、肉塊、蛋糕、果餡餅和鬆餅。生豆腐磨碎後可以為沙拉和開胃品調味。在加工豆腐的同時，還可以製成豆腐干、豆腐絲、腐竹等，雖然都是豆製品，但風味各異。豆腐也有一定的禁食族群，平時脾胃虛寒、經常腹瀉便溏者，以及嘌呤代謝失常的痛風患者和血尿酸濃度增高的患者都要忌食或少食。

薺菜

薺菜含有的纖維素比較多，可以補充維生素和礦物質，有促進代謝的作用。薺菜還含有乙醯膽鹼、穀甾醇和季銨鹽化合物，有降血壓、降膽固醇的作用。中醫認為薺菜性平、味甘，具有和脾、利水、止血、明目、降壓的功效，可以用於輔助治療痢疾、水腫、淋病、乳糜尿、吐血、便血、血崩、月經過多、目赤腫痛等。薺菜中豐富的維生素 A 可以輔助治療夜盲、白內障等眼疾。薺菜含有大量的粗纖維，食用後可以增強大腸蠕動，促進排泄，從而增進新陳代謝，減輕肝臟負擔。

香菇

香菇是一種營養價值較高的食用菌，它具有高蛋白、低脂肪的特點，可以作為肝病患者補充蛋白質的來源。據測定，人體必需的 8 種胺基酸在香菇中就含有 7 種。香菇中還含有一種獨特成分香菇多醣，研究發現香菇多醣有顯著的降血糖、改善糖耐量、增加體內肝醣原的作用。市場上常見的有乾香菇和鮮香菇兩種，兩者在營養價值方面並無明顯差異，但乾香菇含有較多的維生素 D，主要是因為在日光乾燥下香菇中的麥角固醇能轉變為更多的維生素 D。浸泡乾香菇的時候，最適宜的水溫是 20 ～ 35℃，這樣既可以讓香菇充分吸收水分，又能保持其特有的風味。

黑木耳

黑木耳是臺灣最常見的食用菌之一，含有豐富的黑木耳多醣及抗凝物質，既可以減少血液內脂質的含量，保護細胞免於損傷，又可以減少血管平滑肌細胞的增殖，預防動脈粥狀硬化的發生和發展。含鐵量高也是黑木耳的一大特點，鐵元素是合成血紅蛋白必不可少的原料之一，豐富的鐵元素讓人精力充沛。現代藥理研究顯示，黑木耳中的黑木耳多醣具有降血脂、降血糖、抗氧化及抗衰老、抗腫瘤、抗凝血、抗病毒、抑菌、增強免疫、止咳化痰、護肝等作用。

銀耳

銀耳是真菌類銀耳科銀耳屬植物，又稱白木耳，含有較多的銀耳多醣，能夠延長胰島素的降糖活性。動物實驗表明，銀耳多醣可以將胰島素在動物體內的作用時間從 3 ～ 4 小時延長至 8 ～ 12 小時。另外，銀耳含有豐富的膳食纖維，糖尿病患者食用後有延緩血糖上升的作用。銀耳中的膳食纖維可以促進胃腸蠕動，減少脂肪吸收，從而達到減肥的效果。

海帶

海帶中含有 60 多種營養成分，是一種典型的低熱量、中蛋白、高礦物質的天然保健食品。海帶含有一些生物活性物質，具有預防和輔助治療某些疾病的作用，如菸鹼酸甘露醇酯有明顯緩解心絞痛的作用，褐藻澱粉酯鈉有一定的降血脂、抗凝血、抑制血小板聚集等作用，是防止動脈粥狀硬化和高血脂較好的活性物質。

山楂

山楂能預防心血管疾病，具有擴張血管、增加冠脈血流量、改善心臟活力、刺激中樞神經系統、降低血壓和膽固醇、軟化血管及利尿和鎮靜的作用。山楂中所含的山楂黃酮以及水解產物可以增加冠狀動脈血流量，降低心肌耗氧量，提高氧利用率。新鮮山楂生吃、炒菜、煲湯都可以，或榨成果汁飲用。若牙齒不好，還可以將其做成果醬、山楂糕等。山楂干多用於泡水、熬湯和煲粥，例如烹製成山楂粥或山楂銀耳湯。曬乾主要是為了儲存，在營養上還是新鮮山楂更勝一籌。

紅棗

紅棗是集藥、食、補三大功能為一體的保健食品，除了含有一般營養成分外，還含有三萜類物質、多醣、環磷酸腺苷及黃酮類化合物。三萜類化合物由於擁有多樣的化學結構，所以其藥理活性比較廣泛，具有抗癌、保肝、護肝等作用。多醣是由多種單醣組成的，具有明顯的止咳、祛痰、行血止血、提高免疫力等功效。芸香苷是紅棗中含量較高的黃酮類物質，在醫藥上常用於高血壓、敗血症和血小板減少症等疾病的輔助治療。

橘子

橘子的果肉營養豐富，維生素 C 含量比蘋果還高，所含的抗氧化成分可以增強人體免疫力，修復血管內皮微小損傷，保持血管彈性，從而降低血壓，擴張心臟的冠狀動脈，預防心血管併發症發生。橘瓤外面的白色網狀絲絡，叫做「橘絡」，含有一定的維生素 P，有通絡、化痰、理氣、消滯的功效；橘皮，又稱陳皮，以年久陳者入藥為佳，或煮水或泡茶，可以理氣和胃，化濕利痰。

木瓜

木瓜含有 20 多種胺基酸以及豐富的維生素，有助於降低血糖，延緩衰老，改善糖尿病多種併發症。現代醫學發現，木瓜中含有一種酶，能消化蛋白質，有利於人體對食物進行消化和吸收，故有健脾消食之功。木瓜性寒味甘，雖有助消化、消暑解渴，但是胃寒、體虛者多吃易腹瀉，切記適可而止。

奇異果

奇異果含有豐富的蛋白質、礦物質等人體必需的營養物質，尤其是維生素 C 含量很高，超過柑橘、蘋果和梨子，故有「維生素 C 之王」之稱。近代中醫學進一步證明，奇異果性寒、味甘酸，具有潤中理氣、生津潤燥、解熱止渴、利尿通淋的作用，適用於消化不良、食慾不振、便祕、嘔吐及維生素缺乏等症狀。奇異果中含有的蛋白酶容易刺激口腔皮膚，引起發麻，甚至喉嚨腫痛，越是青澀的奇異果蛋白酶含量越高，所以建議吃熟透的。生奇異果放在冰箱的冷藏室裡可以保存一個月左右，吃的時候建議提前幾天拿出來催熟。

蘋果

蘋果內含有能預防冠狀動脈粥狀硬化所需要的強抗氧化劑，可以預防血脂氧化沉積在血管壁，使血管維持彈性、平滑，起到降血壓、降血脂的功效。吃蘋果的時候最好連皮一起吃，因為蘋果富含抗氧化劑「槲皮素」，其保護腦細胞避免自由基傷害的效果甚至比維生素C好。槲皮素主要存在於蘋果表皮中，因此連皮吃能攝取最多的抗氧化物。

芒果

芒果中含有芒果苷（也稱芒果素），是一種多酚類化合物，具有較強的抗氧化活性和多種藥理作用。近年來，國內外大量研究報導芒果苷的各種藥理學活性，包括抗糖尿病及其併發症、調節脂代謝異常、抗腫瘤、保護心血管、抗高尿酸血症、保護神經、抗氧化、抗炎、解熱和鎮痛、抗菌、抗病毒、抗輻射、保肝、促進骨骼發育、抗過敏和免疫調節等廣泛的藥理作用，具有進一步研究和開發的價值。有的人吃完芒果後會出現過敏現象，表現為口部出現紅腫等濕疹樣的症狀，這種症狀稱之為芒果皮膚炎。主要是因為芒果中所含的單（或二）羥基苯和不完全成熟芒果中含有的醛酸，對皮膚黏膜有一定刺激作用。還有人吃芒果時和吃西瓜一樣，切成幾瓣，最後弄得嘴唇和臉上全是芒果汁，這也給過敏創造了機會。預防芒果皮膚炎，可以在吃芒果時將其切成小塊，然後用牙籤送入口中，儘量不要碰到嘴唇及面部。吃完後，也要迅速洗手洗臉、刷牙漱口，體質過敏的人要慎食。

香蕉

香蕉內含有大量的營養物質和多種維生素，可以降低體內膽固醇。冠心病合併高血壓患者體內通常鈉鹽多而鉀鹽少，香蕉內含有豐富的鉀鹽，能有效地抑制血管收縮和心血管損傷，使神經、肌肉舒展，心肌收縮協調。每天一根香蕉，還可以有效緩解患者的低落悲觀、厭世煩躁的情緒，提升幸福感。

草莓

草莓味道鮮美，營養更是豐富，除了豐富的水分外，還含有豐富的維生素，尤其是維生素 C 的含量高，鈣、磷、鐵的含量比蘋果和葡萄高，故有「活的維生素丸」之稱。草莓對動脈粥狀硬化、冠心病、心絞痛、高血脂等疾病都有不錯的預防作用。藍莓、草莓等漿果富含植物化學物質，如花青素、多酚等，具有強效抗氧化作用，能保護人體細胞免受自由基和氧化壓力反應的攻擊。洗草莓儘量避免用手搓揉，導致草莓表皮破裂流失營養。另外洗草莓時，也不要把草莓蒂摘掉。因為草莓一旦去蒂，放入水中浸泡後，留存在草莓表面的農藥殘液會隨著水溶解，可能造成農藥藉著水流進入草莓心，反而會帶來更多污染。

葡萄

葡萄中的多酚類物質是天然的自由基清除劑，具有很強的抗氧化活性，能夠有效調整肝細胞的功能，抵禦或減少自由基對它們的傷害。葡萄中含有天然生物活性物質如 OPC（原花青素）、豐富的葡萄糖、多種維生素和纖維素，對肝炎患者十分有益，在保護肝臟、減輕腹水和下肢水腫的功能上有一定效果，還能提高血漿清蛋白濃度，降低轉胺酶含量。葡萄中的葡萄糖、有機酸、胺基酸、維生素對大腦神經有興奮作用，對肝炎伴有的神經衰弱和疲勞症狀有改善作用。

枸杞

枸杞是茄科植物枸杞屬植物的乾燥成熟果實，既是常見的調味品，也是一種重要的中藥材。枸杞中含有豐富的胡蘿蔔素、維生素C以及20餘種微量元素。其中，胡蘿蔔素是對視網膜有益的營養物質，可以起到明目的功效。枸杞中含有一種叫做枸杞多醣活性成分，具有免疫調節、抗氧化、抗衰老、抗腫瘤、保護生殖功能的功效。枸杞具有滋補肝腎、益精明目的功效，可以用於舒緩虛勞精虧，腰膝酸痛、眩暈耳鳴、陽痿遺精、內熱消渴、血虛萎黃、目昏不明。

海魚

海魚中含有豐富的ω-3脂肪酸，ω-3脂肪酸進入人體內會分解為「血管清道夫」：二十碳五烯酸，可以降低體內三醯甘油和低密度脂蛋白膽固醇的含量，而提高高密度脂蛋白膽固醇的含量，從而達到降血脂、調血壓、保護血管的作用。海魚中還含有豐富的微量元素硒，能清除人體代謝產生的自由基，延緩衰老，並對各種癌症有預防功效。

雞蛋

在常見的食材中，雞蛋是蛋白質的良好來源，屬於完全蛋白質，人體對雞蛋蛋白質的吸收率高達98%。雞蛋中的蛋白質對肝臟組織損傷有修復作用。健康的人吃雞蛋時，應該連蛋黃一起吃，因為蛋黃中的卵磷脂不僅可以促進肝細胞的再生，還可以提高人體血漿蛋白量，增強肌體的代謝功能和免疫功能。不過，肝炎患者不宜吃太多蛋黃，因為蛋黃中含有脂肪酸和膽固醇，這兩者都需要在肝臟代謝，肝炎患者食用較多蛋黃會加重肝臟負擔，不利於康復。

茶葉

茶葉中含有大量茶多酚，特別是兒茶素和維生素C，茶多酚能促進脂肪分解，加速脂肪從腸道排出；維生素C可以促進膽固醇的排出。飲茶的原則是：清淡為好，適量為佳，飯後少飲，睡前不飲，即泡即飲。注意在服藥期間不宜飲茶，更不要用茶送服藥品。

牛奶

正常成人應該每天吃乳製品，約相當於 300g 的液態奶類。牛奶和乳製品富含蛋白質、乳酸、鈣、維生素，以及肉類中缺乏的磷脂，是脂肪肝患者的最佳保健食品之一。合併高血脂患者，可以選擇脫脂牛奶；合併腸道菌群失調者，可以選擇含有益生菌的優酪乳。空腹時最好別拿優酪乳充饑，因為空腹時胃內的酸度大（pH 值約為 2），乳酸菌易被胃酸殺死，保健作用減弱。飯後 2 小時左右，胃液被稀釋，胃內的酸鹼度（pH 值上升到 3 ～ 5）最適合於乳酸菌生長，這個時候是喝優酪乳的最佳時間。

NOTE

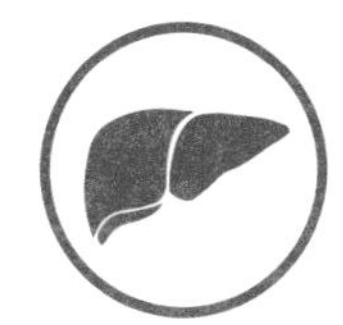

Chapter 4

動

體育健身促進肝臟活力

在運動的時候，一定要將安全性放在首位，開始運動前，應進行身體檢查，全面評估個人身體狀況和運動能力，制定適合自己特點的運動項目。運動前要做好充分的暖身運動，運動後要做好整理和放鬆運動。

1

肝病患者運動要堅持「四個原則」

肝病患者從事運動，必須遵循以下原則，養成良好的運動習慣。

安全性原則

安全性原則是指在運動過程中，要避免發生運動傷害事故，這是參加運動的首要原則。開始運動前，應進行身體檢查，全面評估個人身體狀況和運動能力，制定適合自己特點的運動項目。運動前要做好充分的暖身運動，運動後要做好整理和放鬆運動。

全面發展原則

全面發展原則是指在運動中，要使身體各部位都參與運動，使各器官系統的機能水平普遍得到提高，既要提高心肺功能和免疫能力，又要提高肌肉力量、柔韌度等身體素質。因此，要選擇全身主要肌群參與的運動項目，全面發展各部位及器官的機能。

循序漸進原則

循序漸進原則是指科學地、逐步地增加運動時間和運動強度。循序漸進原則強調要根據自己對運動的適應程度，逐漸增加運動負荷，使身體機能和運動能力不斷提高，以取得最佳運動效果。

個性化原則

個性化原則是指根據每個人的遺傳特徵、機能特點和運動習慣，制定個性化的運動健身方案。在制定運動健身方案時，要進行必要的醫學檢查和運動能力測試，以便瞭解每個人的具體情況，使運動健身方案更具個性特徵。

運動類別與效果

運動類別	運動方式	運動效果
有氧運動（中強度）	健走、慢跑（6～8km/h）、騎自行車（12～16km/h）、登山、爬樓梯、游泳等。	改善心血管功能、提高呼吸功能、控制與降低體重、增強抗疾病能力、改善血脂、調節血壓、改善醣代謝。
有氧運動（高強度）	快跑（8km/h 以上），騎自行車（16km/h 以上）。	提高心肌收縮力量和心臟功能，進一步改善免疫功能。
球類運動	籃球、足球、橄欖球、曲棍球、冰球、排球、乒乓球、羽毛球、網球、槌球、柔力球等。	提高心肺功能、提高肌肉力量、提高反應能力、調節心理狀態。
中華傳統運動	太極拳（劍）、木蘭拳（劍）、武術套路、五禽戲、八段錦、易筋經、六字訣等。	提高心肺功能、增強免疫功能、提高呼吸功能、提高平衡能力、提高柔韌性、調節心理狀態。
力量練習	非器械練習：伏地挺身、原地垂直跳、仰臥起坐等。 器械練習：各類綜合力量練習器械、槓鈴、啞鈴等。	增加肌肉體積、提高肌肉力量、提高平衡能力、保持骨骼健康、預防骨質疏鬆。
牽拉練習	動力性牽拉：正踢腿、甩腰等。 靜力性牽拉：正壓腿、壓肩等。	提高關節活動幅度和平衡能力，預防運動損傷。

2

透過心率來掌握運動強度

運動健身只有達到一定的強度才可以起到鍛鍊身體的作用，按照運動時心率的變化運動強度可劃分為高、中、低 3 個級別。

低強度運動：對身體的刺激作用較小，運動過程中心率一般不超過 100 次 / 分，如散步等。

中強度運動：對身體的刺激強度適中，運動過程中心率一般在 100 ～ 140 次 / 分，如健走、慢跑、騎自行車、太極拳、雙打網球等。

高強度運動：對身體的刺激強度較大，可以進一步提高健身效果。運動中心率超過 140 次 / 分，如跑步、快速騎自行車、快節奏的健身操和快速爬山、爬樓梯、單打網球等。

有良好運動習慣、體質好的人，可以進行高強度、中強度運動；具有一定運動習慣、體質較好的人，可以採用中強度運動；初期參加運動或體質較弱的人，可以進行中或低強度的運動。在進行運動項目時，每個人可以根據自身情況調整運動強度，以適應個體狀況。

運動強度作為運動處方的主要內容之一，要很好地把握運動強度。肝病患者運動時要掌握適宜的運動量（即運動時所消耗的能量），既要達到運動效果，又不可過度運動。以運動後稍微流汗，呼吸輕度加快，不影響正常對話，身體無持續疲勞感，未出現或加重原有疾病，飲食、睡眠不受影響為宜。合適的運動量主要透過客觀指標和主觀指標表現出來。

客觀指標

心率：正常人的心率為每分鐘 60 ～ 90 次，運動後的適宜心率計算方法為：運動後的適宜心率 =170－年齡。

儲備心率：儲備心率是最大心率和安靜心率的差值，即最大心率 - 安靜心率。運動強度需要動用儲備心率的 60% ～ 80%。

最大攝氧量：最大攝氧量可以反映人體的運動能力，透過心肺運動試驗測定，肝病患者進行運動的合理強度應為最大攝氧量的 50% ～ 80%。

主觀指標

主觀指標是指患者的自我主觀感受。若患者在運動過後稍微流汗，心率及呼吸微微加快，沒有出現胸悶、氣喘、乏力等不適感，且輕鬆愉快、精神飽滿，則表示運動強度合適。反之，若運動後出現頭暈乏力、胸悶氣短、心悸不寧等症狀，則表示運動強度過大，應適當減少運動時間或強度。每次鍛鍊要有暖身運動、訓練運動和整理運動 3 個階段。

暖身運動（5 ～ 10 分鐘）：主要以低強度的有氧運動為主。目的為充分活動各個關節、韌帶和肌肉，提高心血管的適應性，預防運動損傷及運動引起的心臟不適症狀。

訓練運動（30 ～ 60 分鐘）：訓練運動包括連續訓練和間斷訓練。體質好的患者可以進行連續訓練，而肝病嚴重患者則更適合間斷訓練。訓練時可以根據自身情況穿插進行有氧運動、阻抗運動、柔韌性運動和平衡運動。

整理運動（5 ～ 10 分鐘）：即運動過後的放鬆，目的在於使血液由四肢逐漸回到心臟，避免心臟負荷突然增加誘發心臟事件。整理運動至關重要，不能省略不做，且根據病情的嚴重程度應適量延長整理運動時間。

掌握合理的運動強度及時間，患者不僅更容易堅持，而且還能達到良好的訓練效果。

運動健身活動強度劃分及其監測指標

運動強度	心率（次 / 分）	呼吸	主觀體力感覺
低強度	＜ 100	平穩	輕鬆
中強度	100 ～ 140	比較急促	稍累
高強度	＞ 140	急促	累

3

順應節氣和溫度 擇「季」而動好處多

中醫講究順時養生，在適當的季節做適當的事。一年四季，寒來暑往，肝病患者要順應季節和溫度的變換，採取不同的運動以及防護措施，來達到強身健體、平穩血壓的作用。

春季運動要循序漸進

一年之計在於春，春季萬物萌動，氣候宜人，是富有生命力的季節，給人一種生機勃勃的感覺，令人心情舒暢。

春季肝氣旺盛而升發，適當的運動訓練有利於人體吐故納新，強筋健骨，充養臟腑。此時最適合的運動就是春遊和爬山，在遊玩中不但會得到很好的運動，也會擁有良好的心情。

春季也可以根據自身情況進行太極拳、太極劍、體操、散步、慢跑等活動。運動時應注意要循序漸進地增強運動量，切勿忽然進行高強度的劇烈運動。

夏季運動可以選擇晚上進行

夏季氣溫較高，運動時最好避開高溫天氣，以防中暑。夏季運動會消耗機體內的大量水分，若補充水分不及時，會使血液黏稠，容易突發心血管疾病。

夏季進行運動，最好選擇一天中相對涼快的晚上進行，適合的運動有太極拳、健身操、散步、游泳等。在運動時，應穿著較鬆軟、寬大、色淺的衣服，這樣有利於身體散熱。若運動後出汗過多，應補充淡鹽水且用熱水洗澡。可以在運動前補充水分 300mL，運動中每間隔 20 分鐘補充水分 200mL，注意不要喝冰水。

秋季適合郊遊、散步

秋季秋高氣爽，天朗氣清，溫度也較適宜，適合的運動有郊遊、散步、跑步等。

秋季氣溫逐漸降低，運動量可以適當增加，每次運動以輕微出汗為宜。若運動後出汗較多，切勿急著減少衣物，避免感冒。在夏、秋季的陰雨天氣運動時，由於氣壓和氧壓較低，容易出現胸悶氣喘等症狀，同時由於陰雨天氣戶外路面濕滑，可能導致摔倒等意外。建議在陰雨潮濕的天氣時選擇在室內運動，且以自身感受舒適為運動目標，切不可為了完成運動量而過度鍛鍊，以免引發意外。

冬季避開寒冷

冬季天氣較為寒冷，應多選擇在室內進行運動，避免外出接觸冷空氣。適合的運動有爬樓梯、健身操等。如果在室外活動，可以做一些熱身運動，戴口罩、帽子等禦寒衣物，減少體表暴露面積，注意保暖。

冬季如果選擇室外運動要避開早晨，因為早晨受冷空氣影響，大氣上下對流相對較慢，各種工業、生活排出的廢氣擴散緩慢，戶外空氣相對污濁，運動環境較差，最好選擇在太陽出來後再外出運動。

4

好肝是這樣「練」成的 不同肝病患者的運動禁忌

肝炎急性發作期要注意臥床休息

急性肝炎發作時治療的主要措施之一就是休息，患者不宜運動，此時一定要臥床休息，一般應持續休息到黃疸消失為止。臥床休息有助於肝臟的血液供應充足，保證肝臟的氧和營養的供給。

這個時期患者會表現為在短期內出現不明原因的低熱，全身癱軟無力、食慾減退，伴有噁心、嘔吐、厭惡油膩食物及小便尿黃、黃疸等症狀，短期休息也不見好轉。借助於先進的化驗方式，能發現轉胺酶升高，尿中膽紅素陽性，超音波顯示肝大。此時要注重飲食的調理，多飲水。

靜脈曲張出血和臨近昏迷期的患者，更應該臥床休息。在肝功能不全的初期，有不少患者呈現興奮狀態，狂暴躁動，這時候仍處於可逆性狀態，如治療得當，能避免患者陷入昏迷，也就是肝性腦病變。

急性肝炎到了恢復期，患者可以進行適當的活動，要注意「動靜結合，循序漸進」。一直到症狀消失，肝功能檢查正常後，患者就可以每天進行一定時間的運動了。這些運動要活動量小，如散散步、打打太極拳。這樣再經過一兩個月的密切觀察，病情始終穩定，肝功能也正常，患者就可以恢復工作。一開始半日工作，逐漸過渡到全日工作。

慢性肝病患者如何做運動

患有慢性肝炎或肝炎症候群（肝炎已痊癒，只遺下若干輕微症狀）的患者，只要肝功能正常或接近正常，且經過一段時間觀察較穩定，自覺症狀不明顯，就可以進行適當的運動。

運動一方面可以改善患者的精神狀態，如神經過敏、失眠或情緒低落等，還有助於加快身體的新陳代謝、減輕肝臟淤血、增進食慾。初期的運動形式以散步、打太極拳等低強度運動為宜。

單槓、雙槓、舉重等運動不適合慢性肝病患者，因這些運動需要屏氣用力，會使腹肌過分緊繃。

慢性肝病患者每次運動時間不要過長，不用刻意強調運動量，當稍微出現疲勞即可結束運動，因為肝炎患者的耐力較差。每天運動的時間可以在上、下午各進行一次。不要在空腹以及飯後過飽時運動。

肝炎痊癒後可以加大運動強度

肝炎痊癒後，如沒有任何不適症狀，肝功能檢查也正常，就可以逐漸加大運動量。這個時期也要重視定期檢查，如果在身體檢查時發現肝臟變大，但沒有肝炎的臨床表現和其他症狀時，就要注意不要做快跑、打球等過於劇烈的高強度運動，以免引發危險，可以做一些健身操、太極拳等對抗性比較小的運動，同時密切觀察健康狀況和運動後的反應。如果在運動時有肝區疼痛、嘔吐等狀況，就應該減少運動量，甚至暫停運動，進一步接受檢查。

脂肪肝運動前要分清類型

並非所有脂肪肝患者都適合參加運動。營養過剩性脂肪肝伴有心腦腎等併發症患者，不宜參加運動或需在醫生指導下進行適量的運動。

適合運動的脂肪肝患者每天都應該堅持運動，最好每次都維持在 1 小時左右。採取哪種運動方式並不重要，關鍵是自己喜歡，有興趣堅持下去。同時，必須達到一定的運動量。

堅持有氧運動 6 個月後，患者體重的下降幅度應保證平均每月不到 0.45kg，或體重指數＞ 27kg/m2，合併血脂、血糖、血壓其中兩項異常者才考慮藥物降脂治療。在運動的同時，要控制飲食，尤其要少食富含脂肪、醣類的食物。

肝癌患者術後適量運動有助於快速恢復

癌症患者在手術後常常會出現腹脹、排便排氣障礙，甚至出現腸沾黏。適當下床散步，可以改善血液循環、增強腸蠕動，預防腸沾黏，恢復臟器的正常功能。放化療的時候，會損傷正常組織細胞，此時不宜進行運動量大的項目，而散步較能自己掌握，此期間的患者與康復期患者可以量力而行。

散步可以不拘季節也不受空間限制，無論在鄉間的田野小路上緩緩漫步，或是在城市林蔭道上信步而遊，都會使人神清氣爽，心曠神怡。

散步的時候也要注意一些細節：散步時要抬起頭，讓脖子和脊柱的其他部分形成一條直線。確保肩膀放鬆，把肚子收起來。對於一些剛進行完手術的患者來說，要循序漸進。時間可長可短，做到形勞而不倦，勿令氣乏喘噓。

戶外運動要關注空氣品質

長期暴露在被污染的室外空氣中會誘發肺癌，此外空氣污染還與膀胱癌患病率的增加有直接關聯。所以，在戶外運動的時候，一定要注意空氣品質，要留意環保或氣象部門公佈的空氣品質指數。

空氣品質指標（AQI）劃分為 0 ～ 50、51 ～ 100、101 ～ 150、151 ～ 200、201 ～ 300 和大於 300 六個範圍，對應於空氣品質的 6 個級別，指數越大，級別越高，說明污染越嚴重，對人體健康的影響也越明顯。

空氣污染指數為0～50：空氣品質級別為一級，空氣品質狀況屬於優。此時，空氣品質令人滿意，基本無空氣污染，各類族群可以正常活動。

空氣污染指數為51～100：空氣品質級別為二級，空氣品質狀況屬於良。此時空氣品質可以接受，但某些污染物可能對極少數異常敏感族群健康有較弱影響，建議極少數異常敏感族群應減少戶外活動。

空氣污染指數為101～150：空氣品質級別為三級，空氣品質狀況屬於輕度污染。此時，易感族群症狀有輕度加劇，健康的人出現刺激症狀。建議兒童、老年人及心臟病、呼吸系統疾病患者應減少長時間、高強度的戶外運動。

空氣污染指數為151～200：空氣品質級別為四級，空氣品質狀況屬於中度污染。此時，易感族群症狀進一步加劇，可能對健康的人心臟、呼吸系統有影響，建議生病患者避免長時間、高強度的戶外運動，一般族群適量減少戶外運動。

空氣污染指數為201～300：空氣品質級別為五級，空氣品質狀況屬於重度污染。此時，心臟病和肺病患者症狀顯著加劇，運動耐受力降低，健康的人普遍出現症狀，建議兒童、老年人和心臟病、肺病患者應停留在室內，停止戶外運動，一般族群減少戶外運動。

空氣污染指數大於300：空氣品質級別為六級，空氣品質狀況屬於嚴重污染。此時，健康的人運動耐受力降低，有明顯症狀，提前出現某些疾病，建議兒童、老年人和患者應當留在室內，避免體力消耗，一般族群應儘量避免戶外活動。

5

慢跑 有氧運動益健康

慢跑也叫緩跑或緩步跑，是一種中強度的有氧運動，目的在以較慢或中等的節奏來跑完一段相對較長的距離，以達到熱身或運動的目的。慢跑是一項比較安全的運動，一般不會增加身體的負擔。

慢跑動作與頻率注意事項

慢跑雖然動作簡單，但如果姿勢不正確，不僅達不到理想的健身效果，還有可能給身體帶來損害。慢跑時的節奏應該盡可能地維持不變，軀幹伸直，將下巴稍微抬高，眼睛看向遠方，輕輕握拳，雙臂彎曲置於身體的兩側，有節奏地自然擺動。保持這種姿勢，脊背就會自然伸直，骨盆會向前移動，雙腳變得輕盈，並且氣管通暢，呼吸順暢。

跑步的時候要善於利用地面的反作用力，而不是用力踢地面。在慢跑時也不要有多餘的彈跳，身體上下跳動時，會消耗很大的能量，而且會增加腳掌和膝蓋的負擔和受到傷害的機率。如果是縮著下巴、雙眼的視線向下時跑步，脊背容易彎曲，肩膀也容易用力，這種姿勢會使得腳部沉重，膝蓋容易受傷。

慢跑的時候，呼吸同樣應該有節奏，用鼻子吸氣，嘴巴呼氣，以避免出現岔氣。對於初學者或是中斷運動較長時間的人來說，一開始每次運動最好不要超過 10 ～ 15 分鐘，中間可以有一個慢走的過程。慢跑時間可以在一個月內逐步提升到 20 分鐘。

進行慢跑時，如果還想達到減輕體重的目的，每天就必須要堅持運動約 1 小時左右，一週持續 5 天以上，每次消耗大約 300kcal 的能量。慢跑再搭配飲食控制會取得更好的效果。飲食控制只需要將早餐和午餐的主食減少一半即可。如果是只想維持現在的體重，一天運動可以保持在 30 分鐘左右。

在跑步的時候，有的人會出現腹部一側疼痛的症狀，這多是由於運動時血液集中到肌肉，使得內臟血液不足而產生的疼痛。遇到這種情況時應該降低跑步的速度，或者停下來休息一會兒。

6

散步 姿勢不對影響效果

散步是一種比較悠閒的運動，速度以每分鐘 60 ～ 90 步為宜，每次 20 ～ 30 分鐘。長期以來人們只是更多地把它當成茶餘飯後休閒的一種隨意活動。隨著社會的發展，散步在醫學領域中的重要價值正越來越受到人們的普遍關注。

散步動作與頻率注意事項

散步也要注意姿勢，不要低頭含胸或者身體傾斜，要抬頭挺胸、收腹、兩眼平視前方，保持脊柱直立。如果低頭含胸，會擠壓肺部的舒展空間，影響呼吸，不利於心肺功能。時間一長，就會發現自己的呼吸非常淺，往往氣息還沒有進入肺就被匆忙吐出，不利於身體的供氧。身體傾斜，會導致身體失去平衡，不利於脊柱健康，容易罹患腰椎間盤突出等疾病。走路最好前腳掌著地，不要後腳跟先落地，否則會使大腦處於不停振動中，易引起短暫性暈眩。散步的時候也不要背著手，因為背著手走路不能充分活動身體各部位，也不利於身體放鬆，進而難以達到較好的運動效果。

散步時不要拿太多東西，更不宜拎著重物。一邊散步，一邊按摩腹部，還可以防治消化不良和腸胃道慢性疾病。

散步最適合在飯後 20 ～ 30 分鐘進行，如果飯後立馬運動會導致血液運送到全身其他部位，胃腸的血液供應就相應減少，食物得不到充分消化。有研究將 41 位得了糖尿病的成人隨機分成兩組，兩組都要求他們每天散步 30 分鐘。差別在於一組可以選擇任何時候出去散步，只要累積到 30 分鐘就行。另外一組則要求必須在飯後一定時間出去散步，每天累積 30 分鐘。結果顯示，在餐後散步的這群人，血糖的控制程度明顯比隨便時間去散步的另一群人平均提高了 12%。散步的地點要選擇空氣清新、草木茂盛的地方，這些地方的含氧量高，對全身有益。起始最好走上坡路，挺胸、抬頭，有利於腰膝鍛鍊，返回時走下坡，利用慣性，全身有節奏地運動，以利全身放鬆。如果室外風比較大，那就逆風開始散步，然後順風返回，這樣可以避免因為散步時出汗而受涼。

7

太極拳適合老年患者練習

太極拳屬於中華民族傳統體育養生術，具有輕鬆柔和、連貫均勻、圓活自然的特點，對神經系統、呼吸系統、循環系統、消化系統、內分泌系統、泌尿系統、運動系統等都有良好保健作用。再加之太極拳要求意識引導動作，配合深、長、細、緩、勻的呼吸，練習之後，周身經絡疏通、血脈流暢、身心舒適、精神爽快，很適合老年人練習。

太極拳動作注意事項

練太極拳動作姿勢的基本要求是虛靈頂勁、含胸拔背、鬆腰斂臀、沉肩墜肘、舒指坐腕、尾閭中正。規範的太極拳技術要求氣沉丹田、圓襠活髖、內鼓外安、運動如抽絲、邁步如貓行，各種基本技術動作要做到起點準確，運行路線清楚，止點到位，動作連貫，上下相隨，手眼配合，從而使身法自如。太極拳極為關鍵的是體悟，貪快貪多對體悟是不利的，過度的運動量會導致體力不支，動作變形，影響「內聽」身體內部感覺，甚至可能形成錯誤的體悟感覺。

有基礎疾病的中老年人練習太極拳前要做好暖身運動，運動量應以不心慌、不氣促為度，運動的強度不能超過自己的承受能力，以稍感疲勞為宜。在練習時，如出現心悸、胸悶等不適症狀，應立即停止練習。

NOTE

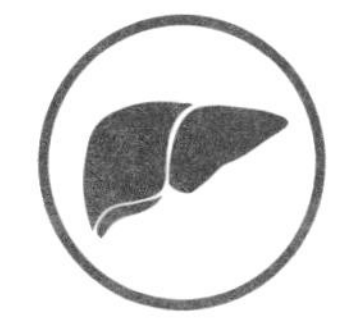

Chapter 5

養

健康肝臟全家總動員

病來如山倒，病去如抽絲。肝病不像感冒那樣來得快去得也快，所以患者一定要做好長期治療和調養的心理準備。在日常生活中，除了積極遵醫囑外，自己也要多掌握肝病方面的知識，做好日常的調理和保健工作。

1

肝病患者如何處理婚姻和性生活

性生活是夫妻生活的重要組成部分，正常的性生活不僅能增進夫妻間的感情，而且對神經、內分泌系統具有良好的調節作用，有利於患者保持積極向上的生活態度和健康的生活方式，促進患者身體康復。某些肝炎病毒的傳染性雖然較大，但在夫妻間傳染造成慢性感染仍是較少的。所以，只要肝病患者及配偶已具有抗體，都不需以疾病為由對性生活完全禁止，應從自己的身體和病情發展來考慮，合理安排。

依病情和身體狀況而定

一般來說，急性期肝炎或慢性肝炎活動期的患者，如果出現肝功能明顯異常，特別是在轉胺酶不穩定和有黃疸的時候，一定要禁止性生活，以避免過度勞累，加重病情。因為在過性生活時，人體高度興奮，血液循環加速、血壓升高，使心、肝等器官的工作負荷加大。

急性肝炎患者在病情治癒後半年，慢性肝炎患者肝功能持續平穩後，可以有節制地過性生活。

肝臟受損，有時候也會影響性慾。這是因為正常肝臟對體內性激素的數值能起到一定的平衡作用，當肝功能不全時，肝臟對雌激素的去活化作用減弱，引起雌激素與雄激素的比例失調，可能導致性功能障礙。肝病患者有此情況時，要順其自然，了解到這是疾病所導致，不要勉為其難。待病情得到控制，進入恢復期後，體內性激素代謝得到調整和恢復正常，性功能就會逐步恢復正常。

酒精性和脂肪性肝病患者大多沒有明顯症狀，部分患者存在肝區不適、腹脹、食慾減退、陽痿、月經不調、乳房發育等異常表現，但性生活不是禁忌。少數患者肝功能輕度異常，應暫時禁慾一段時間，待肝功能恢復後便可以恢復性生活。

性生活不宜過度頻繁

肝病患者性生活不宜過度頻繁，一般年輕人每週不超過 1 ～ 2 次，中年人每 1 ～ 2 週 1 次。若患者存在明顯不適，或者處於肝功能不良期，特別是轉胺酶不穩定或持續升高，或出現黃疸時，應停止。

肝病患者的性生活應把握好限度，以第二天沒有明顯疲乏、精神不振等狀況為標準，如果有此類症狀，說明性生活過度，應進行調整。有研究發現，病毒性肝炎患者以及 B 型肝炎病毒攜帶者，一旦放縱性生活，可能引起肝病爆發、復發或加重。

性生活做好防護措施

B 型、C 型病毒性肝炎患者在性生活時應使用保險套，以防止透過精液、陰道分泌物造成肝炎病毒相互感染。

患有肝病的育齡婦女，宜使用保險套、女性避孕套來避孕。應避免服用避孕藥，因避孕藥中的雌性激素在肝臟內分解，會加重肝臟負擔，可能使病情惡化。肝功能不良的婦女不宜放置節育環避孕。

2

藥到病自除
肝病患者日常用藥注意事項

病來如山倒，病去如抽絲。肝病不像感冒那樣來得快去得也快，所以患者一定要做好長期治療和調養的心理。在日常生活中，除了積極遵醫囑外，自己也要多掌握肝病方面的知識，做好日常的調理和保健工作。

慢性肝炎患者要按時吃藥

慢性肝炎患者在進行抗病毒治療的過程中一定要按時服藥。現在對於 B 型肝炎患者來說有兩大類藥物，即干擾素和核苷類藥物。干擾素的副反應多一些，治療檢測的頻率高一些。口服核苷類藥物也要進行定期檢測，但因為其副反應比較少，追蹤的間隔要長一些。但是不管是哪一種治療方法，都應該在醫生的指導下進行。

大部分核苷類藥物都是一天一片，吃起來非常方便，而且不影響正常的工作和生活，但是不能忘記服用，也不能隨便停藥。有些患者在停藥以後會出現病毒反彈，甚至會引起肝功異常，嚴重者還會引起肝臟衰竭，所以千萬不要擅自停藥。

B 型肝炎患者要預防抗藥性，初期治療策略很重要

B 型肝炎的初次治療在很大程度上決定了最終的治療效果，慎重選擇初期治療策略，有助於迅速持久地控制病情，遠離抗藥性困擾，從而擁有較高的生活品質。

慢性 B 型肝炎是 B 型肝炎病毒感染引起的慢性疾病，B 型肝炎病毒持續複製會引起肝臟組織的炎症和損傷，而現有的醫學水準還未能徹底清除患者體內的 B 型肝炎病毒，只有將病毒持續控制在盡可能低的數值，才能遏制疾病向肝硬化、肝癌發展。

抗藥性是不少患者最擔心的問題。抗藥性會導致抗病毒藥物失效，病毒反彈，患者不得不加用藥物或者更換藥物，這不僅會增加額外的治療成本，而且會大大增加後續治療方案發生抗藥性的可能性。因此，患者進行初次治療時，可以在醫生指導下，根據自身情況，選擇強效抑制病毒、高抗藥性基因屏障的藥物，從而免受抗藥性困擾，持久穩定地控制病情。

肝病常用藥物及注意事項

藥物名稱	注意事項
去氧熊膽酸	用於治療膽汁淤積性肝病、脂肪肝、各型肝炎、中毒性肝障礙等。總體上不良反應少，主要是腹瀉，發生率約為 2%，其他偶見不良反應可能有胰腺炎、便祕、胃痛等症狀。
葡萄糖醛酸內酯	用於急慢性肝炎的輔助治療，偶有面紅、輕度胃腸不適的症狀，減量或停藥後即消失。
多烯磷脂醯膽鹼	具有保肝、強肝，促進脂質代謝和抗脂肪肝等作用。不良反應主要有：增加口服劑量時偶會引起胃腸不適、腹瀉等；極少數患者可能對本品注射液中的苯甲醇產生過敏反應。

藥物名稱	注意事項
甘草酸二銨	適用於伴有丙胺酸轉胺酶升高的急、慢性病毒性肝炎的治療。不良反應主要有納差、噁心、嘔吐、腹脹，以及皮膚瘙癢、蕁麻疹、口乾和水腫，心腦血管系統有頭痛、頭暈、胸悶、心悸及血壓增高等症狀。
水飛薊素	用於慢性肝炎及肝硬化的支持治療。不良反應為偶爾有輕度腹瀉。

3

「春夏養陽，秋冬養陰」老中醫的養肝護肝經

中醫學將一年四季的養生要訣歸納為春生、夏長、秋收、冬藏，即所謂「春夏養陽，秋冬養陰」。

春補肝血

立春之時，人體陽氣旺於陰精，春與人體五臟之肝相應，肝中精氣在春天最為旺盛，而肝氣的盈虧對人體都產生不同影響，所以「春宜養肝」，即春天應補肝血，滋肝陰，調暢肝氣。

春季的氣候特點主要是風大，要注意「春捂」。特別是在初春時節，乍暖還寒之際，不要早早地脫去棉衣，仍應注意保暖、防風。春季，人的肝火旺盛，容易生氣、發怒，所以更要調節自己的情緒，保持心情舒暢，以利肝臟。這個季節要少吃油膩、辛辣、過甜、過酸、過鹹的食物，飲食要甘潤。棗、藕、百合、山藥等甘甜、滋潤的食物能調暢氣息，是春季非常好的養肝食材。

《黃帝內經》認為，以人體五臟為中心，五色與五臟相配，五色即紅、青、黃、白、黑，紅主心、青主肝、黃主脾、白主肺、黑主腎。所謂青色，是一種介於藍色和綠色之間的色彩。中醫認為「青」對應到人體的肝臟部

位，青益肝氣循環、代謝，有益消除疲勞、舒緩肝鬱、防範肝疾，能明目、保健視神經，提升免疫功能。綠豆、黃瓜、綠花椰菜、毛豆、芹菜、菠菜、竹筍、芭樂、菠菜、蘆筍、韭菜、青椒、小白菜、奇異果、海帶等青色食物，對人體的肝、膽養生都有幫助。

夏防中暑

夏季天氣炎熱，一定要注意預防中暑。雖然各種族群均可能受到高溫中暑影響，但嬰幼兒、65 歲以上的老年人、患有精神疾病以及心臟病和高血壓等慢性病的族群更容易發生危險，應格外予以關注。起居上，夏季宜晚睡早起，中午可以小憩片刻，適當接受陽光的照耀，不可避熱趨涼、貪吃冷飲太過，不要整天待在冷氣房中，以免損傷陽氣。

夏季飲食上宜多食用一些當令食物，如西瓜、番茄、黃瓜、烏梅、甜瓜等，以消煩止渴、生津利尿，防止暑氣耗傷人體氣陰，但不宜過食生冷食物，導致機體抵抗力降低，引發胃腸疾病。多吃具有清利濕熱作用的食物，如薏仁、茯苓、蓮子、紅豆、蠶豆、綠豆、苦瓜、鯽魚、芹菜等。平時可以多喝粥調理脾胃，如綠豆粥、小紅豆粥等，以方便體內濕熱的排泄。肝病患者在夏季更要注意保證蛋白質的充足攝入，魚、蝦、蛋、奶、大豆等都屬於優質蛋白的來源。

秋季防燥

秋季氣候乾燥，早晚溫差大，也是高血壓、冠心病、心肌梗塞等疾病的高發季節。起居上，患者應當早睡早起，安神定志，節制性生活，順應秋令陰精的收藏。慢性肝病患者病程較長，多體質偏虛，更應注意天氣變化，及時添加衣物，防止受涼而感受外邪發病。

根據五行五色的原理，白色食物最能防燥熱。做菜時，可以選擇白蘿蔔、白菜、冬瓜、百合、銀耳、蓮藕等。其中，白菜、蘿蔔功效最好。秋天肺功能偏旺，要少吃辛辣食物，以免「火上澆油」使得肺氣更旺盛，進而還會傷肝氣，因此，秋季要少吃蔥、薑、蒜、韭菜、辣椒等辛味食物，可以適當多吃些酸味食物，如蘋果、石榴、葡萄、柚子、檸檬、山楂、番茄等，以補肝氣。

如感到睏倦、胃脘脹悶，可以服用香薷、厚朴、扁豆等；如感到氣短、咳嗽、胸悶等，可以服用太子參、黃芪、山藥等；如感到口舌乾燥，或發燒咳嗽等，可以服用玉竹、貝母、百合、枇杷葉等。

冬季防寒保暖

在寒冷天氣，人體的平均收縮壓比夏季高約 12mmHg，平均舒張壓比夏季高約 6mmHg，且氣溫每下降 1℃，收縮壓上升 1.3mmHg，舒張壓上升 0.6mmHg。血壓波動性增大帶來的最主要的危險就是心血管疾病發病率上升，尤其是腦出血、缺血性腦中風、心肌梗塞和急性心衰竭等疾病的發病率會明顯增多。因此，年齡比較大的患者冬季要特別注意加強保健。日常生活和工作中要注意防寒保暖，在寒潮過境的大風雨雪天儘量不要出門，以避免寒冷刺激。

中醫認為人體在冬季的飲食養生原則是：多食溫熱，少食寒涼，養陰助陽。這個季節由於氣溫低，人們會不自覺地攝入較多的高脂肪、高蛋白、高熱量食物，再加上缺乏運動，會進一步加重肝臟的負擔。因此，有脂肪肝的人在飲食上，要少吃動物內臟、甜食和油炸食品，適當進食一些具有抗脂肪肝作用的食物，比如燕麥、玉米、蕎麥、海帶、香菇、洋蔥、茄子和蘋果等，有利於降低血脂和膽固醇。

4

節假日勿忘保肝

節假日裡，人們可以把平時工作中的壓力暫時放置一邊，有了更多的空餘時間來吃喝玩樂。對於肝病患者來說，如果不重視身體，大吃大喝，有可能加重病情，特別是年齡較大的患者。這方面的案例在實際生活中並不鮮見。

節日飲食與作息注意事項

節日裡要想不增加肝臟的負擔，就要從飲食和作息上考慮。一些人在節日裡犯病，多與飲食不當有關，較常見的是連續進食高脂肪、高熱量、低維生素、低纖維素的食物以及飲食不潔引起的胃腸炎、腸炎等。肝病患者在節日裡一定不能放鬆保護肝臟的念頭，飲食要規律，不要吃太多油膩的食物，少吃剩菜、剩飯，每餐飯以七八分飽為宜。主食要以穀類粗糧為主，可以適量增加玉米、燕麥等成分，要注意增加深色或綠色蔬菜的比例。節假日裡要提醒自己多喝開水，這樣可以促進人體的新陳代謝，減輕大量肉類食物和酒對肝臟的危害。

節日裡，親戚朋友相見難免會喝幾杯，但酒精會導致肝臟受損。因此，節日裡切莫貪杯，烈性白酒不要喝，啤酒、水果酒也不可多喝。如果在節假日依舊服藥，一定不要飲酒，以免加重肝臟損傷。

在作息方面，過節期間親人團聚，痛痛快快地玩一玩，是人之常情。不過，玩要有度，切不可通宵夜戰，尤其是心血管不甚健康的老人。熬夜對肝臟也不利，會加重肝病。

5

按摩穴位 輕鬆護肝

穴位按摩是以中醫理論為基礎的保健按摩，以經絡穴位按摩為主，其手法滲透力強，可以放鬆肌肉、解除疲勞、調節人體機能，具有提高人體免疫能力、疏通經絡、平衡陰陽、延年益壽之功效。

按摩時選擇舒適的姿勢，讓全身放鬆。手指的按摩力度要合適，不能過重但也不能過輕，否則達不到效果。

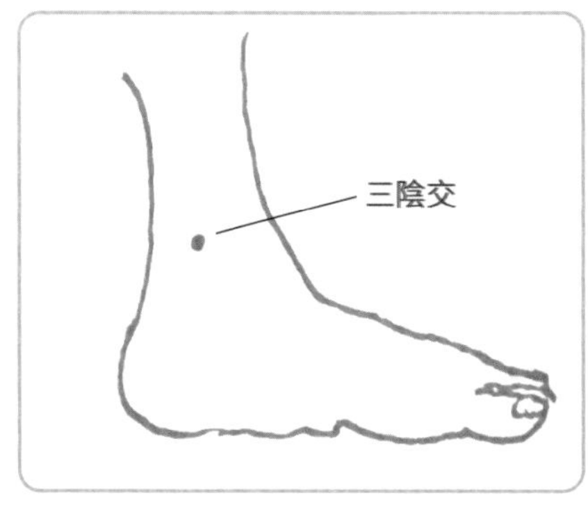

❶ 三陰交。

三陰交：益腎平肝

三陰交的「三陰」是指足三條陰經，也就是足太陰脾經、足少陰腎經和足厥陰肝經，「交」即交會，三陰交是足三陰經的交會之處，因此得名。三陰交位於小腿內側，足內踝高點上 3 寸、脛骨內側緣後方，正坐屈膝成直角取穴。三陰交作為足三條陰經的交會穴，具有健脾理血、益腎平肝的作用，可以輔助治療許多與中醫肝、脾、腎三髒相關的疾病。按摩時可以用食指和中指的指腹按壓或順時針按揉此穴，使局部產生輕微酸脹感。每天晚上 9 點～ 11 點，三焦經當令之時，按揉兩條腿的三陰交各 15 分鐘。按摩手法也可以用叩擊法，就是一手握拳有節奏地叩擊對側三陰交穴，20 次左右，交替進行。

大敦：清肝明目

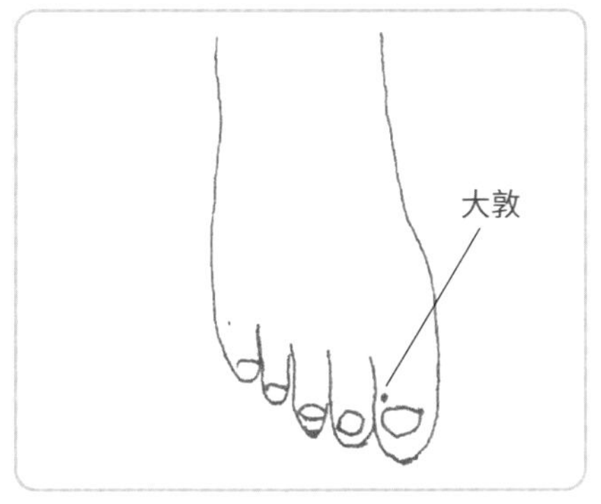

❷ 大敦。

大敦位於足大趾末節外側，距趾甲角約 2mm 處。大敦是肝經的井穴，「井」就是源頭的意思，肝經由此巡行到生殖器、肝臟、腦、眼等部位。大敦可以按摩，也可以艾灸，能達到清肝明目之功效，使人頭腦清晰、神清氣爽。經常點按大敦，對便祕、心絞痛、冠心病、胃脘痛、尿血、遺尿、冷感症等均有輔助治療作用。

太衝：調動肝經元氣

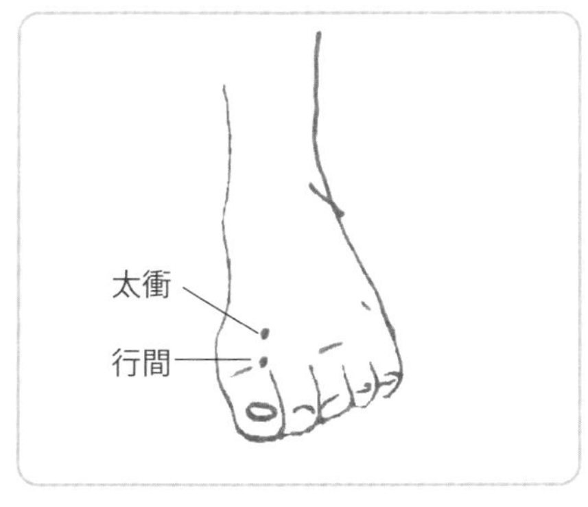

❸ 太衝、行間。

太衝在足背上第一、二腳趾縫向上，大約兩指寬的地方，在兩個骨頭之間，按下去會有很強的酸脹或脹疼感。太衝為人體足厥陰肝經上的重要穴道之一，是肝經的原穴。原穴的含義有發源、原動力的意思，也就是說，肝臟所表現的個性和功能都可以從太衝找到形質。按摩時可以用右手食、中兩指指腹按住太衝皮膚，然後垂直用力，帶動穴位皮膚作緩慢的圓形按壓，以穴位有明顯的酸脹感為度。按摩刺激太衝穴，能很好地調動肝經的元氣，使肝臟功能正常，有助於緩解肝陽上亢引起的頭痛、頭暈、眼脹、脾氣暴躁、高血壓、心慌等症狀。

行間：改善肝火太旺

行間位於大腳趾和二腳趾縫上，第一、二趾間，趾蹼緣的後方赤白肉際處。它是一個火穴，肝屬木，木生火，如果肝火太旺，就瀉其心火。而行間就是一個瀉心火的穴位。由肝氣鬱滯引起的心情煩悶、憂鬱、月經不調、經痛等，都可以刺激行間。按摩時找到行間，按壓到有酸脹感後，休息 5 秒鐘再按，一共 20 次。

肝俞：補肝陰

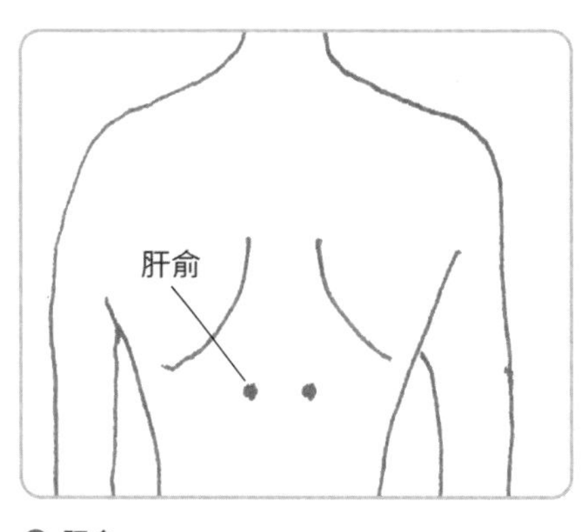

❹ 肝俞。

肝俞在第 9 胸椎棘突下，旁開 1.5 寸。取穴時可以從兩個肩胛骨下緣的連線和脊柱的交點向下數兩節椎體，然後在這節椎體的下旁開中、食指兩指處即是。該穴位是肝的背俞穴，是肝的元氣在身體背部彙聚而成的「水潭」，肝俞是養肝不可缺少的養生要穴。肝俞與太衝搭配，在中醫裡屬於「俞原配穴」法，能夠補肝陰，養肝柔肝。按摩肝俞可以改善肝鬱氣滯引起的脅肋疼痛、目脹、頭暈、胸部憋悶、善太息，女性乳房脹痛、月經不調、經痛等問題。按摩肝俞時，手法要輕柔，按摩 15 分鐘左右即可。

陽陵泉：疏肝理氣

陽陵泉位於小腿外側，當腓骨頭前下方凹陷處。陽陵泉是膽經上的一個穴位，有疏肝利膽的作用，對於氣機不暢的胸脅脹痛最為適宜。按摩時

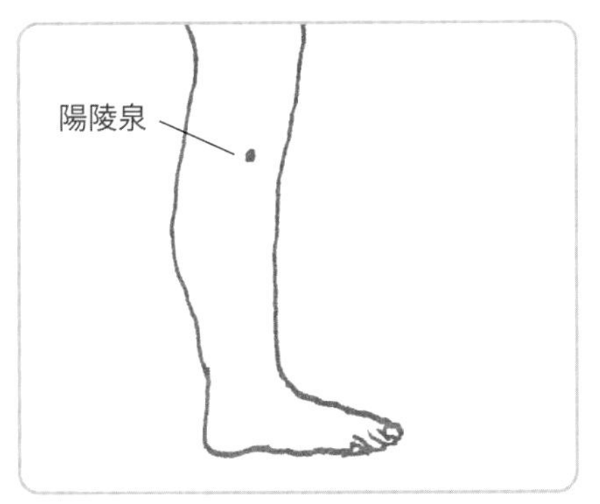

❺ 陽陵泉。

可用大拇指以順時針方向按揉陽陵泉穴約 2 分鐘，然後逆時針方向按揉 2 分鐘。若同時配合敲膽經，點肝經的太衝、曲泉，則疏肝理氣的效果更好。

NOTE

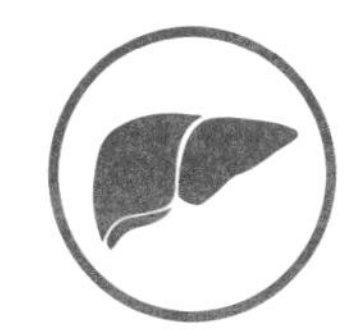

Chapter 6

防

專科醫生的肝病預防建議

各種肝炎中，B 型肝炎和 C 型肝炎的傳染性較強，且可能透過母子傳染（垂直傳染），婦女在懷孕時要特別注意。預防B型肝炎病毒，接種B型肝炎疫苗是最經濟、最有效的方法。

1

預防肝炎的「六重屏障」

第一重屏障：防 A 型肝炎嚴把「入口」關

A 型病毒性肝炎主要透過糞口途徑經過消化道傳播，人一旦被 A 型肝炎病毒感染，病毒首先會在消化道中增殖，之後病毒還會繼續在血液白細胞中增殖，最後進入肝臟，在肝細胞內複製繁殖。一旦易感者食用了含有 A 型肝炎病毒的食品或未經煮沸或煮熟的污染水和食物，或生食未清洗乾淨的用糞便澆灌過的蔬菜、水果等均可能患上 A 型肝炎。

個人衛生習慣不好，居住環境擁擠，人口稠密且衛生差的學校、工廠、農村、托幼機構中更容易發生 A 型肝炎的感染和流行。此外，一旦水源被污染也可能引起 A 型肝炎的暴發流行。

預防 A 型肝炎要從個人衛生做起，從「入口」關就斬斷其傳播途徑。自來水必須煮沸飲用；飯前便後要用流動的水將手清洗乾淨；入口的食物要保證乾淨並徹底煮熟，尤其是海鮮類；外出用餐要選擇衛生條件好的餐廳，不要購買或食用來路不明或路邊不衛生攤販的食物。

如果不小心接觸到 A 型肝炎患者，沒有發病時，可以做被動免疫，

如接種 γ 球蛋白，它可以在血液中阻斷病毒，防止 A 型肝炎病毒進入肝臟。

第二重屏障：注射疫苗防 B 型肝炎

預防 B 型肝炎病毒，接種 B 型肝炎疫苗是最經濟、最有效的方法。一般情況下，與 B 型肝炎患者接吻、吃飯、握手、擁抱不會傳染 B 型肝炎，但如果在接觸過程中，對方的皮膚、黏膜有破損，接觸到患者的血液時，就有可能感染 B 型肝炎病毒。

凡是未感染過 B 型肝炎病毒的人，均可以注射 B 型肝炎疫苗。關於 B 型肝炎疫苗施打可以參閱 P.176 之 B 型肝炎疫苗全國幼兒接種作業計畫。

B 型肝炎疫苗的接種對象主要為：所有新生兒，尤其是 B 型肝炎病毒表面抗原攜帶的母親所生的新生兒；托幼機構的幼兒和學校的兒童；醫務人員，特別是工作於傳染科、口腔科、血液透析室、婦產科、外科、手術室、血庫等經常接觸血液的醫務人員；B 型肝炎病毒攜帶者的配偶和家庭接觸者；使用血液製品者及供血者；集體居住的人員；B 型病毒性肝炎高發區的工作者和旅遊者；靜脈吸毒者；同性戀者；器官移植接受者等。

B 型肝炎疫苗接種禁忌族群為：已知對該疫苗所含任何成分（包括輔料、甲醛以及抗生素）過敏者；患有急性疾病、嚴重慢性疾病、慢性疾病的急性發作期和發燒者;妊娠期婦女;患癲癇和其他進行性神經系統疾病者。

第三重屏障：阻斷 B 型肝炎母子傳染管道

B 型肝炎病毒能透過母親傳染給嬰幼兒，即常說的母子傳染，這也是 B 型肝炎病毒最主要的傳播途徑之一。母子傳染的途徑主要有 3 種：嬰兒在母體內透過血液循環而感染 B 型肝炎病毒；在分娩時嬰兒的皮膚、黏膜擦傷或胎盤剝落時感染母親血液中的 B 型肝炎病毒；出生後，嬰兒與母親密切接觸、母乳餵養時的傳播。

預防母子傳染，應重點放在婚前檢查和罹患B型肝炎的孕婦的治療上，同時全面落實新生兒的B型肝炎疫苗預防接種。如果產婦是B型肝炎病毒感染者，其血液檢測結果顯示病毒傳染性比較強，新生兒出生後應在24小時以內，讓其接種B型肝炎疫苗，同時接種B型肝炎免疫球蛋白，就能有效預防B型肝炎的母子傳染。

B型肝炎疫苗已納入全國幼兒接種作業計畫，免費為新生兒接種。新生兒B型肝炎疫苗全程共需接種3劑，時程為幼兒出生的第0、1、6個月，即出生後24小時內接種首劑B型肝炎疫苗，1個月和6個月接種第2及第3劑B型肝炎疫苗。B型肝炎疫苗首劑及時接種和全程接種是保證B型肝炎疫苗保護效果的關鍵。首劑B型肝炎疫苗要求在出生後24小時內接種，且越早越好。（資料來源：衛生福利部疾病管制署108.11）

第四重屏障：
讓血液安全循環，消滅C型肝炎病毒

C型肝炎的主要傳播媒介是血液及血液製品，人體感染了C型肝炎病毒後一般有6～9週左右的潛伏期。這種肝炎相當隱匿，不像B型肝炎感染後會有明顯的乏力、食慾減退或是低熱的症狀，即使出現，症狀也相當輕微，很容易忽視。C型肝炎如果不及時治療，容易導致慢性肝炎，進而引起肝硬化。目前，預防C型肝炎沒有特效的疫苗，主要是要把好血液關。

C型肝炎病毒很容易透過靜脈注射毒品傳播，因此要拒絕毒品，不共用針具靜脈注射毒品。輸血和血製品是其傳播途徑，故應大力宣導無償捐血，杜絕非法採、供血，避免不必要的注射、輸血和使用血液製品；到正規的醫療衛生機構進行注射、輸血和使用血液製品，可以大大減少感染C型肝炎病毒的風險。

C型肝炎容易透過破損皮膚和黏膜以及性傳播，應注意不與他人共用針具或其他紋身、穿刺工具；不與他人共用剃鬚刀、指甲剪、牙刷等可能引起出血的個人用品；保持安全的性行為，正確使用保險套。感染 C 型肝炎病毒的婦女如有生育意願，最好在 C 型肝炎治癒後懷孕。

C 型肝炎治療的目的是徹底清除或持續抑制患者體內的 C 型肝炎病毒，以改善或減輕肝損害，阻止發展為肝硬化、肝衰竭或肝細胞癌，提高患者的生活品質。國內外通用的標準治療方法是干擾素聯合雷巴威林（Ribavirin）抗病毒治療。C 型肝炎患者一定要到正規醫院，在專科醫生的指導下，接受規範治療，可以取得最佳治療效果。

第五重屏障：
D 型肝炎與 B 型肝炎聯合防禦

1977 年義大利學者 Rizzetto 在用免疫螢光方法檢測慢性 B 型肝炎患者的肝穿刺標本時，發現一種新的抗原，它不同於 A 型和 B 型肝炎抗原，也不同於非 A 非 B 型（當時稱為 C 型）肝炎抗原，因此，稱其為 D 型肝炎抗原。後來，對該抗原進行了深入研究，證明是一種新的肝炎病毒，遂正式命名為 D 型肝炎病毒。

D 型肝炎與 B 型肝炎是一對「難兄難弟」，它有兩種感染途徑，一種是與 B 型肝炎同時感染，另一種是在 B 型肝炎感染的基礎上又感染了 D 型肝炎。

D 型肝炎病毒是一種缺陷病毒，它沒有外殼，因此不能獨立生存和感染肝細胞。而 B 型肝炎病毒在複製過程中會產生大量多餘的病毒外殼，因此 D 型肝炎病毒就借用了 B 型肝炎病毒的外殼，從而形成了完整的 D 型肝炎病毒並具有了感染力和生存的能力。

D 型肝炎沒有特殊的預防疫苗和治療藥物。由於 D 型肝炎病毒必須依賴 B 型肝炎病毒才能生存，所以沒有 B 型肝炎就沒有 D 型肝炎，預防 B 型肝炎就可以預防 D 型肝炎，治療 B 型肝炎也就可以同時減少 D 型肝炎。

第六重屏障：
乾淨水源讓 E 型肝炎去無蹤

E 型肝炎與 A 型肝炎類似，主要也是透過糞口途徑以消化道傳播為主，水源或食物被污染可能引起暴發流行。E 型肝炎病毒進入肝臟破壞肝細胞，病毒透過微膽管、膽道進入腸道，隨糞便排出體外。E 型肝炎的發病率隨年齡增加而上升，50 歲以上老年人的發病率較高。

健康的人如飲用了被 E 型肝炎患者糞便污染的水，食用了被污染的蔬菜、水果、貝類等，有可能感染 E 型肝炎。E 型肝炎患者糞便污染了的日用工具，又間接透過手及日常用具在生活中傳播給其他人，也可能造成接觸性小規模流行。

追本溯源，要預防 E 型肝炎就需要養成良好的個人衛生習慣，並保證飲用水的清潔。注意飲食衛生，不喝生水；肉類、海產品等應煮熟再食用；飯前便後要洗手，餐具、茶具及其他生活用具經常消毒；不與他人共用衛生用品等。疫區旅行者應注意飲水衛生，加氯消毒和煮沸飲用水均可以使 E 型肝炎病毒去活化。

2

家裡有人罹患 B 型肝炎 其他人如何預防被傳染？

一旦發現感染了 B 型肝炎病毒，很多人都會感到壓力重重，而這種壓力也會「傳染」給他們的家人。要釋放家人的壓力，必須要學會保護家人，讓家人在健康和理解的氛圍中支持自己與 B 型肝炎做鬥爭。當然，第一步要學會保護自己。

保護自己就要行動起來

首先，應主動閱讀有關書籍，正確認識 B 型肝炎。B 型肝炎儘管是比較棘手的疾病，但未經治療的患者中，僅有少數人會發展成為肝硬化，絕大多數的人不會朝肝硬化和肝癌的方向發展，而經過積極治療則大多預後良好。正確瞭解 B 型肝炎的疾病特點後，相信可以幫助 B 型肝炎患者及其家人、朋友消除對 B 型肝炎的恐懼心理。

除了要正確認識疾病，B 型肝炎患者達到治療條件時還是要積極治療。目前醫學界對 B 型肝炎治療目標已有共識，即最大限度地長期抑制或消除 B 型肝炎病毒，減輕肝細胞壞死及纖維化，延緩和阻止疾病的進展，減少和防止肝功能失代償。關鍵就是進行有效的抗 B 型肝炎病毒治療，並且是長期的。對於治療有三點要注意：一是選擇正規專科醫院；二是將個人的社會、經濟、年齡、婚育等多方面因素及時與醫生溝通，建立相互理解和相互信任的醫患關係，選擇適合自己的抗病毒藥物；三是要重視追蹤，一旦開始治療，要按醫囑定期去醫院，讓醫生瞭解到你的治療效果，給予不良反應的處理方案。以上三點如能得到切實的落實，B 型肝炎患者將少走不少彎路。

保護家人從動員他們打疫苗開始

B 型肝炎是傳染性疾病，得了 B 型肝炎首先應讓家人知道，並說服他們去醫院做相關檢查，對 B 型肝炎沒有免疫力的人，則要督促他們注射 B 型肝炎疫苗。B 型肝炎疫苗全程共 3 劑，按照第 0、1、6 個月時程。因分娩從慢性 B 型肝炎病毒感染的母子感染 B 型肝炎病毒是 B 型肝炎傳播的主要途徑，但也可能從密切接觸、輸血、性生活、紋身等多管道傳染，因此 B 型肝炎患者要注意阻斷以上傳播管道，從而保護家人及周圍的人。

注意個人衛生是極其重要的，比如良好的洗手習慣，不與人混用刮鬍刀、牙刷、毛巾，不用公共的浴巾和理髮、刮臉、修腳用具等，女性 B 型肝炎病毒感染者在經期的內褲不要用洗衣機洗滌，以免增加家人感染機會。

餐具、刷牙漱口用具等要分開

B 型肝炎病毒不能透過消化道傳播，但家庭成員之間的接觸非常密切，B 型肝炎病毒感染者的唾液（如口腔破損）中若存在 B 型肝炎病毒並污染了食物或餐具，那麼，其他家庭成員（尤其是 B 型肝炎病毒易感者）在用餐時此病毒就有可能會透過其消化道黏膜的輕微破損處進入體內，造成感染。因此，B 型肝炎病毒感染者不可以和其他家庭成員共用餐具，最好分開用餐。多人一起用餐時，要使用公筷母匙，將食物取放在自己的碗碟中食用；或採用分餐方式，每人一份，家庭用具和餐具要經常消毒。家中每個人的餐具、刷牙漱口用具及盥洗用品要分開。

3

肝炎患者能否懷孕？

在各種肝炎中，B 型肝炎和 C 型肝炎的傳染性較強，且可能透過母子傳染，婦女在懷孕妊娠時要特別引起注意。

夫妻一方有 B 型肝炎時，一定要接種 B 型肝炎疫苗

B 型肝炎病毒可能透過性生活傳播，從患者的精液、陰道分泌物、經血中可以檢出 B 型肝炎表面抗原或 B 型肝炎病毒 DNA。因此，當夫妻中有一方為肝炎患者時，另一方如果是易感染者，一定要採取免疫措施——接種 B 型肝炎疫苗。

一般情況下，如果男方是 B 型肝炎或 B 型肝炎病毒攜帶者，而女方正常並且已經具備免疫力，女方可以懷孕。在懷孕期間，可以採取必要的隔離保護措施，胎兒一般不會受到感染。

已婚的女性肝炎患者不宜生育，在身體未能完全康復的時候，應該採取積極的避孕措施。因為懷孕後，將對母嬰雙雙不利。懷孕時，胎兒生長發育所需要的營養物質全靠母體供給，勢必增加母體負擔，胎兒的代謝產物也全靠母體解毒排泄，這些都要經過肝臟這個「化工廠」來完成。對於

一個被病毒侵犯了的肝臟來說，這是難以承受的。此外，母體肝功能不佳，不僅影響胎兒的生長發育，還容易發生產後出血。

另外，女性肝炎患者不宜生育還有一個重要原因，就是很可能把B型肝炎或C型肝炎傳給自己的孩子。

C型肝炎在治癒前儘量避免懷孕

C型肝炎有透過懷孕和生產過程感染孩子的可能，因此建議感染C型肝炎病毒的婦女在治癒前應儘量避免懷孕。一旦懷孕後發現感染了C型肝炎，建議諮詢專科醫生。

調查發現，感染C型肝炎病毒的孕婦有5%～10%的可能在懷孕、分娩時將C型肝炎病毒傳染給新生兒，因此新生兒應在1歲時檢測C型肝炎病毒，不宜過早，因為有可能存在假陽性。

C型肝炎病毒實驗室檢測結果的臨床意義

抗-HCV（抗C型肝炎病毒）	HCV RNA（C型肝炎病毒核酸）	臨床意義
陽性	陽性	HCV現症感染。
陽性	陰性	表示曾感染，或治療後HCV清除。
陰性	陽性	急性HCV感染早期，或各種原因導致的免疫功能低下的HCV感染者。
陰性	陰性	未感染HCV。

4

妊娠期患上 B 型肝炎怎麼辦？

妊娠期體檢如果發現 B 型肝炎表面為抗原陽性，要進一步檢查 B 型肝炎系統和肝功能，根據臨床症狀和體徵確定孕婦是 B 型肝炎帶毒者，還是 B 型肝炎患者。如果是單純的 B 型肝炎表面抗原陽性則不必緊張，注意適當休息，補充營養，定期觀察肝功能的變化，不要亂用藥物，以免影響胎兒。如果孕婦出現噁心、嘔吐等消化道症狀，肝功能檢查血清轉胺酶明顯增高，血清中核心抗體屬於陽性，說明已經患了肝炎，嚴重的要住院治療，在醫生的指導下用藥治療，定期複查肝功能。

注意事項都做好，病情穩定後可以平安分娩

妊娠初期患了肝炎應住院或就地隔離治療，充分休息，避免過勞。應進食容易消化和含有維生素及高蛋白的飲食，並多吃碳水化合物為主的食物，少吃高脂食物。藥物方面要選擇對胎兒無害的藥物進行治療，而且用藥不要過多，療程不必過長，在治療的同時，應處理好妊娠，必要時可以用手術終止妊娠。

妊娠晚期患了肝炎，一般不考慮終止妊娠，因為引產手術不能改善病情，反而增加患者負擔，待病情好轉或穩定後可以平安分娩，分娩後應用對肝臟無損害的抗生素防止感染，不宜哺乳。

5

母親罹患肝炎能否繼續母乳餵養？

A 型肝炎病毒不透過胎盤屏障傳給胎兒，但該病在急性期有較強的傳染性，因此，患有A型肝炎的媽媽應及時停止母乳餵養，並且與寶寶隔離，待媽媽徹底康復後才可以母乳餵養。

B 型肝炎病毒可能從母親傳給嬰幼兒，即常說的母子傳染。B 型肝炎母子傳染是我國 B 型肝炎病毒最主要的傳播途徑之一，由此途徑所導致的 B 型肝炎慢性感染者約占我國 B 型肝炎的一半。

在產前、產時或產後，媽媽均可能將 B 型肝炎病毒傳給孩子，但大部分的母子傳染發生在週產期（圍產期），即妊娠滿 28 週至產後 7 天這個階段。因此，如果媽媽帶有 B 型肝炎病毒，在懷孕 28 週到產後 1 週內的預防特別重要也特別有效。

做好預防措施，可以降低肝病傳染機率

預防措施包括：懷孕期間儘量避免腹部外傷、胎盤損傷、羊膜穿刺；寶寶出生 24 小時內接種 B 型肝炎免疫球蛋白及 B 型肝炎疫苗，越早越好；並於寶寶滿 1 個月及 6 個月時，分別按時接種第 2、3 劑 B 型肝炎疫苗；如果媽媽血液中 B 型肝炎病毒複製很高，可以於懷孕最後 3 個月口服抗病

毒藥物，把病毒降下來，但這必須在醫生認為需要並在其指導下進行。經驗證明，以上措施可以保證 95% 以上的媽媽不會把 B 型肝炎傳給寶寶。

C 型肝炎病毒可能透過胎盤感染胎兒，也可能透過乳汁分泌傳染，因此 C 型肝炎急性期的媽媽應停止母乳餵養，慢性 C 型肝炎患者若肝功能正常，C 型肝炎病毒複製率較低，亦可以母乳餵養。D 型肝炎存在 B 型肝炎攜帶者中，傳播途徑與 B 型肝炎基本相同，因此 D 型肝炎急性期也應停止母乳餵養。

6

B 型肝炎患者有沒有必要打 B 型肝炎疫苗？

接種 B 型肝炎疫苗是最經濟、最有效的預防方法。接種不同劑次 B 型肝炎疫苗後一般都會產生抗體。研究證明，全程接種 3 劑後，體內產生的保護性抗體的機率大、滴定濃度高。據觀察，接種第 1 劑後，約有 30% ～ 40% 的人產生抗體，接種 2 劑後，有 60% ～ 70% 的人產生抗體，完成 3 劑全程接種後可以使約 90% 以上的人產生抗體。

B 型肝炎疫苗接種後產生的抗體數值隨時間逐漸下降。抗體滴定濃度越高，持續時間越長。一般接種疫苗，注射 3 劑後的第 1 ～ 3 個月，97% 的人都可以檢測到 B 型肝炎表面抗體（抗 HBs）；1 年時仍保持同一水平，之後陽轉率逐漸下降，到免疫後第三年時可以降到 74% 左右，抗體滴定濃度也逐漸下降。目前大量資料顯示，接種 B 型肝炎疫苗後有抗體應答者的保護效果一般至少可持續 20 年。

哪些人不用接種 B 型肝炎疫苗？

但是，B 型肝炎患者及 B 型肝炎表面抗原攜帶者對 B 型肝炎疫苗不會產生效果，故不需要接種 B 型肝炎疫苗；對於感染過 B 型肝炎病毒而現在已經自然獲得有效的保護性抗體者，也沒有必要再接種疫苗。

7

意外暴露情況下如何接種 B 型肝炎疫苗？

一個健康者的傷口不小心被含有 B 型肝炎病毒的血液污染，或者皮膚被 B 型肝炎病毒污染的針頭刺傷，這個類情況屬於意外暴露，必須採取緊急應對。

應根據不同情況，採取不同的處理措施

對未接種過 B 型肝炎疫苗的暴露者：先注射 B 型肝炎免疫球蛋白 200 ～ 400IU（12 小時內），越早越好，同時在不同部位接種第一劑 B 型肝炎疫苗，間隔 1 和 6 個月後接種第 2、第 3 劑 B 型肝炎疫苗。如果曾經檢測過 B 型肝炎感染指標，出現 B 型肝炎表面抗原陽性者，可以不必接種。

如果已接種過 B 型肝炎疫苗，但未完成全程免疫的暴露者：應注射 B 型肝炎免疫球蛋白，並按 B 型肝炎疫苗接種作業計畫完成三劑全程接種。

接種過 B 型肝炎疫苗，並已產生 B 型肝炎表面抗體的暴露者：應根據其抗體數值而定。如果 B 型肝炎表面抗體數值 ≥100mIU/mL，可以不必處理；<100mIU/mL 者，應加強注射 1 劑疫苗；如果初次免疫無反應者應儘早注射 B 型肝炎免疫球蛋白，劑量為 200 ～ 400IU，同時在不同部位注射第 1 劑 B 型肝炎疫苗，間隔 1 和 6 個月後接種第 2、第 3 劑 B 型肝炎疫苗。

接種疫苗後，應在預防接種單位停留觀察至少 30 分鐘。這是因為部分人在接種疫苗後會出現一些反應，如低熱、局部紅腫，同時可能伴有全身不適，如倦怠、食慾不振、乏力等症狀。上述症狀一般持續 1 ～ 2 天即可能消失，不需要任何處理。兒童接種疫苗後出現上述反應，應該適當休息，多喝開水，注意保暖，防止繼發其他疾病。如果發生嚴重反應者，應及時就醫。

8

當心！瘦身減肥速度太快也傷肝

身體肥胖會導致肝臟負擔增加，容易罹患上脂肪肝。所以，對於體重超標者，如果能將體重降下來，會減少對肝臟的損害，同時也會減少罹患糖尿病、高血脂的風險。不過，要注意的是，減肥也是一個漸進的過程，切不可盲目冒進。如果體重下降太快，身體內的脂肪在代謝或者燃燒的時候，會產生一種叫做脂質過氧化物的有害物質，也容易引起肝臟損傷。

勿長期空腹，減肥應循序漸進才健康

如果依靠饑餓來減肥，由於人體長期處於空腹狀態，會導致營養不良或營養缺乏，身體各部分就無法獲取正常運轉所必需的葡萄糖等能量物質及各種脂肪代謝時所需要的氧化酶類。為了彌補體內葡萄糖的不足，就會將身體其他部位儲存的脂肪、蛋白質動用起來轉化為葡萄糖。這些脂肪、蛋白質都將透過肝臟這個「中轉站」轉化為熱量。於是大量脂肪會猛然間湧向肝臟，再加上體內已經缺少了脂肪代謝必需的酶類和維生素，「雙重夾擊」之下會使得大量脂肪在肝臟長時間滯留，進而引起脂肪肝，使肝臟腫大，肝臟功能逐步喪失，發展下去，就是肝纖維化，最終肝硬化。

一般來說，對於一個蘋果型肥胖或脂肪肝的患者，應在半年內減輕體重的 5% ～ 10%。比如一個體重 100kg 的人，在半年減掉 5 ～ 10kg 是合理的。現在，很多醫院都有營養諮詢門診，如果自己對減肥的度把握不好，可以尋求營養諮詢門診專業醫生的診療，醫生會根據患者的體重設定減肥的目標，並確定每日攝入的能量、運動量、食譜等，幫助患者科學地減肥。

9

如何預防肝炎復發？

臨床研究發現，休息、睡眠、壓力等是影響身體恢復的重要原因，一些需要夜班的、交際應酬多的、壓力大的職業都可能引起肝炎復發。此外，刺激性飲食也會增加肝炎復發的風險，因為辛辣、油膩、刺激性食物會加重肝臟負擔，損傷肝臟。因此，肝炎患者為了預防疾病復發，要做好以下幾點。

正確對待疾病，保持心情開朗

肝病患者容易心情憂鬱，這是因為肝主調暢情志，肝的疏泄功能減退，則肝氣鬱結；而反覆持久的情志異常、生氣發怒又會導致肝臟氣血瘀滯而成疾。另外，肝病患者由於對疾病缺乏認識，存在巨大的心理恐懼，容易形成孤僻、憂鬱的性格。

對待肝病，要採取「在戰略上藐視敵人，在戰術上重視敵人」的策略，正確看待疾病，排除壓力，學會自我調節情緒，不要背負太沉重的包袱，只有保持樂觀的情緒，才有利於身體的康復。

做好預防措施

慢性肝病患者機體免疫功能低下，在病中或病後，極易罹患感冒、支氣管炎、肺炎等感染性疾病，這些感染可能使已恢復或穩定的病情再度活動。因此，肝炎患者要注意個人衛生，根據氣候的變化增減衣服，以防止感冒等感染性疾病。在飲食上要粗細搭配，營養均衡，戒菸戒酒，少吃油膩辛辣食物，減少飲食中含有的防腐劑、人工色素等添加劑的攝入。飲食以乾淨新鮮、易消化為原則，不必刻意追求高營養。不要暴飲暴食或食用存放過久的食物，避免在飲食上直接損害肝臟。

防止疲勞

疲勞會導致身體免疫力降低，因此在工作中要注意勞逸結合，不要熬夜，少從事重體力勞動。恢復期的肝炎患者可以參加散步、打太極拳等適當的鍛運動，不要從事過於激烈的運動，運動以第二天不疲乏為標準。

在醫生的指導下用藥

慢性肝炎患者應在醫生的指導下用藥，切不可自己隨便用藥。不隨便停用藥物，也不過度服用藥物，尤其是不經醫師診斷的成藥，即使是營養藥或補藥，也要接受醫生的指導，不可盲目服用，以免服藥不當，增加肝臟的負擔。

定期複查肝功能

有許多肝炎患者認為只要自己精神好、食慾好，肝功能就會正常，不需要檢查了。實際案例證明，許多急性肝炎患者雖然臨床症狀消失了，但肝功能並未恢復正常。此時若不繼續堅持治療，就有可能轉為慢性肝炎。因此，定期檢查肝功能對肝炎患者尤為重要，每半年檢查一次或遵醫囑。除了抽血檢查外，還應定期做超音波、α －胎兒蛋白等更周密的檢查。B 型肝炎病毒攜帶者及慢性肝炎穩定期可以半年檢查一次；α －胎兒蛋白高於正常者應增加檢查頻率，必要時要做 CT 協助診斷。

10

經常在外面用餐如何做好肝病預防？

在外用餐，無論是食材的來源，還是烹飪過程中的衛生條件都難以把控，將自己的腸胃交給了不認識的人去打理，這無疑增加了患病的風險。但是，隨著工作節奏的加快，很多人為了節省時間，不得不在外面用餐。在這種情況下，可以採取以下措施來減少危害。

少用免洗筷，盡量自帶餐具

很多餐廳都有免洗筷，人們也習慣了使用這種筷子。免洗筷是由木材或竹材製作而成的，製作筷子的木材或竹材裡含有一定的水分，時間一長就容易滋生各種黴菌，嚴重發霉的筷子會滋生黃麴毒素，這種物質是 1 級致癌物。

因此，外出用餐最好自帶餐具，如果必須用，則要多觀察，如果發現筷子過於發白或者用熱水燙過後變黃，要謹慎使用。為了讓筷子的顏色看起來很白淨，有的廠家在製作筷子的時候會用硫黃或雙氧水熏或浸泡，這樣漂白過的筷子顯得特別白，但上面存在的化學物質具有強烈的腐蝕性，對口腔、食道、腸胃會造成腐蝕。另外，安全合格的免洗筷帶有原材料本身的木香或竹香，如果打開包裝後聞到一股刺鼻的酸味，就有可能是硫黃的味道。

還有的筷子表面有發霉的斑點，這是因為筷子中含有一定水分，時間一長容易受潮變質。經過消毒的免洗筷有效期限最長為 4 個月，一旦過了有效期限則很可能帶上金黃色葡萄球菌、大腸桿菌等。所以，遇到有霉變的筷子不要使用，以免引起身體損傷。

少喝餐廳裡提供的免費茶水

不少中小餐廳為了招攬顧客，都為客人們提供免費茶水。但茶葉本身也是成本，所以餐廳專用茶一般是被篩下來的碎末和茶梗。茶末中有時還攙有槐樹葉、楊樹葉、柿葉等冒充茶葉，或者加入香精之類的添加劑以製造茶香。這些免費茶不僅本身品質劣等，存放環境也令人擔憂。茶葉是需要存放在陰涼通風的地方，但許多餐廳買回茶葉後就是裝在麻袋或者塑膠袋裡，放在某個角落，落滿灰塵不說，時間長了，特別是在春夏高溫潮濕天氣，很容易生蟲或者霉變。

鑒別茶葉的好壞，可以從色、香、味、形和茶底來進行。正規茶泡出來的茶湯透明、澄清，顏色鮮亮。劣質茶裡添加的香精入水後發揮得很快，用水一燙香味就很淡了。從外形上看，劣質茶葉勻整度差，有細末、葉梗和灰塵。

翻閱完菜單後一定要洗手

很多餐廳的菜單都是反覆、長期使用，菜單經過無數人的手翻閱過，這其中也可能包括患各種傳染性疾病的人，這樣無疑讓客人之間的交叉感染的風險大增。有研究資料顯示，反覆使用數個月的菜單，菜單上平均帶菌數可能達 500 萬個，包括大腸桿菌、沙門桿菌、葡萄球菌、B 型肝炎病毒及寄生蟲卵等傳染病菌。可見，菜單也是一個非常危險的傳染源。

因此，外出用餐時，首先要盡可能地選擇衛生條件好的餐廳，一般可以採取先點菜，後洗手，最後用餐的方式。點完菜後應該立即去洗手，或者使用菜單後立即用消毒紙巾仔細擦手。

11

肝炎患者在哪種情況下能正常工作？

慢性肝炎患者一般要經歷發作期、恢復期、穩定期三階段，階段不同其病情不一樣，調養側重點也有區別。

不同期間的肝炎患者行動注意事項

發作期：也叫急性期，這時期患者必須臥床休息，靜心養病，這是順利度過危險期的關鍵。臥床休息可以排除雜念，減輕體力上的消耗，可以增加肝臟的血流量，能保證肝細胞再生修復時所需要的營養物質。休息得越好，病情也就好轉得越快，越徹底。患者臥床休息天數視病情而定，一般要求臨床症狀消失，自我感覺較好，醫生允許後方可起床。

恢復期：不一定絕對臥床，諸如散步、打太極拳、輕度家務勞動可以量力參加，以不疲乏和勞累為標準，以利於機體血循環，提高內臟器官的功能。要避免剛出院就進行較為劇烈的活動。吃飯以後，還是要臥床休息一兩個小時。

穩定期：當病情開始穩定，肝功能複查已經正常後，就可以恢復工作。一開始半日工作，逐漸過渡到全日工作。但是，即使是恢復了全日班，也要避免劇烈的體力活動，從事腦力勞動的人，注意不要過勞，同時保證充足的睡眠時間。一般來說，急性肝炎有 1 年的肝功能穩定，慢性肝炎有 2 年以上的肝功能穩定，方可從事繁重工作和較劇烈的活動。

12

如何預防肝癌？

肝癌屬於「癌中之王」，對人的健康和生命危害性大，是死亡率較高的常見惡性腫瘤，初期症狀並不明顯，晚期主要表現為肝痛、乏力、消瘦、黃疸、腹水等症狀。

肝癌的四個誘發因素

肝癌的誘發因素主要包括 4 個方面：一是慢性肝炎，肝癌患者多數都經歷了「肝炎→肝硬化→肝癌」的發病過程，慢性 B 型肝炎患者和高濃度病毒攜帶者、B 型肝炎表面抗原陽性者，誘發肝癌的機率遠大於正常族群；二是酗酒，有肝炎和肝硬化等基礎肝病的人，酗酒可能誘發肝癌；三是黃麴毒素，黃麴毒素是肝癌的最主要的致癌因素之一，它主要發生在發霉的花生、玉米，還有一些穀類中；四是污染的水，特別是不流動的死水和被化工企業污染的水域，那裡面有很多的藻類，這種藻類叫藍綠藻，其產生的毒素是肝癌的高危險致癌因素。

預防肝炎：及時注射肝炎疫苗是預防肝炎的有效途徑。除了新生兒需要接種 B 型肝炎疫苗外，成人尤其是具有 B 型肝炎病毒感染高風險的族群，如醫務工作者、免疫力缺乏者等，只要尚未遭受過 B 型肝炎病毒感染，皆可接種 B 型肝炎疫苗。

遠離致癌物：不能吃發霉、焦糊的食物，因為這兩類食物中可能含有的黃麴黴素和苯駢芘均是較強的致癌物。

戒酒：酒進入人體後需經過肝臟這個「化工廠」來解毒。在這個代謝過程中產生的乙醛對人體的毒性極大，可能導致肝細胞受損和肝細胞內的脂肪沉積，並可能使肝細胞出現炎症壞死，使肝組織發生纖維化增生，從而可能導致肝硬化。

定期體檢：患有慢性 B 型肝炎或 C 型肝炎的患者患肝癌的機率要比正常人高 10 ～ 30 倍。因此，肝病患者應定期進行體檢，一旦發現病情有了變化，就應及時進行有效的治療，以防止其病情向肝癌的方向發展。

吃動平衡，增強機體的免疫力：肝癌的發生與人體的免疫力低下有關。要想增強機體免疫力，就要注意飲食和運動，做到營養均衡，吃動平衡，保持合理體重。

肝癌的一級預防措施

保證飲水健康：不喝污染水以及沒有煮沸的水，家用飲水機和桶裝水避免陽光直射，防止綠藻生長；避免桶裝水長時間儲存。

不吃發霉的食物：注意五穀雜糧及其加工食品的乾燥和通風保存與儲存，並儘量減少儲存時間；避免廚房竹木製餐具的霉變，特別是竹木製菜板、筷子、筷盒（筒）、飯勺等廚餐具的清洗和乾燥儲存；避免食用污染水域的水產品。

戒菸：吸菸會加重肝纖維化程度，增強 B 型肝炎和 C 型肝炎的致癌作用。吸菸者應戒菸，戒菸方法包括心理輔導、尼古丁替代療法、口服戒菸藥物等；不吸菸者應避免被動吸菸。

戒酒：飲酒與肝癌風險之間存在顯著劑量反應關係，飲酒量越大，罹患肝癌的風險也就越高。

高危險族群要定期體檢：有肝癌發病風險者應定期檢測血糖，糖尿病患者應透過合理服藥、控制飲食、加強運動方式嚴格控制血糖數值。

保持健康體重：超重肥胖者應透過良好飲食習慣、增加身體運動等措施減輕體重。

建議以蔬菜為基礎的膳食模式：多食用新鮮蔬菜水果，適量補充芹菜、蘑菇類、豆類及豆製品等單個食物或食物組，以及膳食來源或補充劑來源的維生素 E。

積極進行抗病毒治療：慢性 B 型肝炎、慢性 C 型肝炎患者要積極進行抗病毒治療。

13

如何預防肝硬化？

肝硬化的病因主要是病毒性肝炎，約占病因的 60% ～ 80%，其次是酒精性肝病，其他病因還有自體免疫性肝病、遺傳代謝性疾病、營養不良及循環障礙等。

消除致病原因是防止肝纖維化和肝硬化最有效的措施。對於病情持續、反覆活動的慢性病毒性肝炎，根本的治療方案是抗病毒，干擾素可以明顯抑制肝纖維化。A 型肝炎和 E 型肝炎多為急性發病，一般預後良好；B 型肝炎和 C 型肝炎病程複雜，遷延成慢性後可能發展為肝硬化或肝癌。因此，對於慢性 B 型肝炎和 C 型肝炎患者，一定要積極進行抗病毒治療。

要停用與肝纖維化、肝硬化有關的藥物，以防止病變的發展。酗酒者要堅決禁酒，合併酒精性肝損害者如果繼續酗酒，幾乎均可能發展為肝硬化。另外，充足的休息是非常必要的，過度的勞累、情緒波動均可能導致病變的進一步發展。

均衡飲食，定期回診追蹤

預防肝炎病情惡化，還需要患者在日常生活中注意均衡飲食，養成良好的生活習慣，作息規律，避免熬夜、過度勞累等。

此外，任何疾病都適用於「早發現，早治療」，肝病患者要定期去醫院接受專科醫生的追蹤，評估病情發展情況，這對預防肝硬化非常有幫助。若患者有下表的症狀，應密切關注。

肝硬化早期症狀表

1	高度疲勞，乃至生活自理都感到困難。
2	嚴重缺乏食慾，每日主食攝入量少於 200g。
3	嚴重腹脹，特別是午夜後更加嚴重，坐臥不安，徹夜難眠，胸悶憋氣，此現象大多是因為腹水所引起。
4	具有明顯的出血傾向，不僅僅是牙齦、鼻腔，甚至皮膚黏膜也會出現出血點，注射針刺部出現瘀斑，這主要是因為患者的凝血機制出現障礙所導致。
5	下肢水腫，顏面浮腫，腹圍增加，這也是由於腹水所引起的。
6	尿量日益減少，每天＜ 500mL，一旦出現這種情況，要懷疑出現肝腎症候群。
7	身體長期低熱，伴中性顆粒球增高，表示有可能出現嚴重的腹腔感染或其他部位的感染，也可能是由於內毒素血症或肝細胞進行性壞死所引起的。
8	患者的眼睛和皮膚黃染增加，血清膽紅素化驗發現短期內迅速升高，或者黃疸加深持續時間長，同時伴有凝血酶原活動度明顯下降，這種情況要懷疑可能出現肝臟大面積壞死，發生重型肝炎。

肝硬化患者和家屬要在平時密切關注患者的身體狀況，作為預防和觀察疾病惡化的措施。定期檢查肝功能系列（轉胺酶、膽紅素、蛋白電泳、凝血酶原活動度等），半年至 1 年查一次 B 型肝炎表面抗原及抗體、B 型肝炎 e 抗原及抗體，做數次 α －胎兒蛋白檢查，每年做一次超音波檢查。這些檢查十分重要，否則等到出現明顯消化道症狀、黃疸、腹水、出血、昏迷等病情變化時才到醫院，會耽誤診治甚至危及患者的生命。

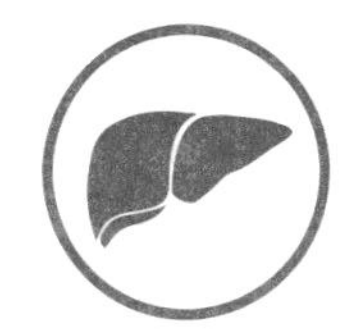

Chapter 7

護

脂肪肝的食療與用藥

一旦發現患有脂肪肝，切忌不當回事，應及時去醫院診治。酒精性脂肪肝患者如果不及時減少飲酒量，20% 以上的人將在 10 年內發展為酒精性肝炎、肝硬化甚至肝癌；非酒精性單純性脂肪肝雖然進展緩慢，但 5 ～ 10 年內發生代謝症候群、第二型糖尿病、冠心病的機率較普通人顯著增加。

1

別把輕度脂肪肝不當回事 延誤治療很危險

不少脂肪肝患者在得知病情後，由於沒有任何不適症狀以及認為脂肪肝是一種常見病，而不採取任何措施，結果導致病情愈演愈烈。酒精性脂肪肝患者如果不及時減少飲酒量，20% 以上的人將在 10 年內發展為酒精性肝炎、肝硬化甚至肝癌；非酒精性單純性脂肪肝雖然進展緩慢，10 餘年內僅 1% 左右的患者發生肝硬化，但追蹤的 5 ～ 10 年內發生代謝症候群、第二型糖尿病、冠心病的機率較普通人顯著增加。因此，一旦發現患有脂肪肝，切忌不當回事，應及時去醫院診治。

不輕視身體警訊，積極治療

脂肪肝的治療是一項長期的綜合性工程，迄今為止，尚無防治脂肪肝的特殊藥物。不過，單純性脂肪肝是各種肝毒性損傷的早期表現，如果能及時去除病因和誘因，肝內脂肪沉積可能在數月內完全消退。比如，戒酒對酒精性脂肪肝絕對有效，肝內脂肪沉積一般在戒酒數週或數月內完全消退。

大多數藥物性脂肪肝在及時停用可疑藥物 2 ～ 3 個月內，可以完全恢復正常。因為長期饑餓，蛋白質、熱量攝入不足引起的脂肪肝，透過飲食補充蛋白質，以及足夠熱能後，肝臟病變將可能迅速逆轉。治療肥胖型脂肪肝的關鍵在於有效控制體重和減少腰圍。

脂肪性肝炎伴有或不伴有肝纖維化，也是完全可逆性的病變。只是通常需要較長時間的治療，且需要在改變生活方式和控制原發疾病的基礎上，加用護肝抗炎藥物，肝病才能完全康復。

脂肪性肝硬化是相對不可逆的病變，但透過積極的治療，可以延緩疾病進展並減少併發症的發生。即使到了嚴重的脂肪性肝炎、晚期肝硬化或肝癌階段，積極的治療也可以為等待肝移植贏得時間，且可以預防肝移植術後脂肪肝復發。

脂肪肝對身體的五大危害

1	可能誘發或加重糖尿病。
2	降低人體免疫與解毒功能。
3	導致肝硬化甚至肝癌的發生。
4	可能誘發高血壓、動脈粥狀硬化等心血管疾病。
5	引起膽囊炎、膽結石症。

2

非酒精性脂肪肝如何用藥？

所有體重超重、內臟型肥胖以及短期內體重增長迅速的非酒精性脂肪肝患者，都需要透過改變生活方式控制體重、減少腰圍。基礎治療 6 個月使體重每月下降＜ 0.45kg，或 BMI ＞ 27kg/m2，合併血脂、血糖、血壓等兩項以上指標異常者，可以考慮在醫生的指導下加用正規減肥藥物，但需警惕減肥藥物的不良反應。此外，應謹慎長期使用可能會增加患者體重的藥物。減肥的過程中要注意體重下降不可太快，每週體重下降不宜超過 1.2kg（兒童每週不超過 0.5kg）。

BMI ＞ 40kg/m2 或 BMI ＞ 35kg/m2 合併睡眠呼吸暫停症候群等肥胖相關疾病者，可以考慮採用胃繞道手術減肥。

非酒精性脂肪肝合併第二型糖尿病、耐糖量損害、空腹血糖增高以及內臟型肥胖者，可以考慮應用二甲雙胍和噻唑烷二酮類（TZD）藥物，以改善胰島素阻抗和控制血糖。

血脂紊亂經基礎治療和（或）應用減肥降糖藥物 3 ～ 6 個月以上，仍呈現混合型高血脂或高血脂合併 2 個以上危險因素者，需考慮加用 Fibrates、司他汀類（Statins）或 Probucol 等降血脂藥物。

非酒精性脂肪肝伴肝功能異常、代謝症候群、經過基礎治療 3 ～ 6 個月仍無效，以及肝活體組織檢查證實為肝炎和病程呈現慢性進行性者，可以採用針對肝病的藥物輔助治療，以抗氧化、抗炎、抗纖維化，可以依藥物性能以及疾病活動度和病期合理選用多烯磷脂醯膽鹼、維生素 E、水飛薊素以及去氧熊膽酸等相關藥物，但不宜同時應用多種藥物。

非酒精性脂肪性肝病患者適用的護肝藥物

在綜合治療的基礎上，護肝藥物作為輔助治療推薦用於以下類型的非酒精性脂肪性肝病患者：肝臟切片檢查確診的非酒精性脂肪性肝炎；臨床特徵、實驗室及影像學檢查能顯現存在非酒精性脂肪性肝炎或進展性肝纖維化，例如合併代謝症候群和第二型糖尿病，血清氨基轉移酶和（或）血清 CK-18 數值持續升高，肝臟暫態彈性檢查肝臟硬度值顯著增高；應用相關藥物治療代謝症候群和第二型糖尿病過程中出現肝酶升高；合併藥物性肝損害、自體免疫性肝炎、慢性病毒性肝炎等其他肝病。

建議根據肝臟損害類型、程度及藥物效能和價格選擇 1 種護肝藥物，療程需要 1 年以上。對於血清谷丙轉胺酶（丙胺酸轉胺酶，ALT）高於正常值上限的患者，口服某種護肝藥物 6 個月，如果血清氨基轉移酶仍無明顯下降，則可以改用其他護肝藥物。

至今尚無有效藥物被推薦用於非酒精性脂肪性肝炎患者預防肝硬化和肝細胞癌，咖啡、阿斯匹靈、二甲雙胍、司他汀（Stain）等對肝臟的有益作用仍需臨床試驗證實。

鑒於非酒精性脂肪性肝病患者偶爾過量飲酒會導致急性肝損傷並促進肝纖維化進展，而合併肝纖維化的患者即使適量飲酒也會增加肝癌的發病風險，因此，患者需要限制飲酒。

3

兒童脂肪肝 透過合理飲食可以復原

近年來，少年兒童患上脂肪肝、高血壓、高血糖等的情況並不少見，這與餵養不當，肥胖兒童越來越多有很大的關係。臨床顯示，過度肥胖的兒童有 20% ～ 30% 患有不同程度的脂肪肝。

多為非酒精性脂肪肝

兒童脂肪肝多屬於非酒精性脂肪肝，最常見的病因就是飲食結構不合理、蛋白質攝入不足和飲食中缺乏維生素 B，導致肝臟內的脂肪代謝發生障礙；高脂飲食或長期大量吃糖、澱粉等碳水化合物使得攝入的能量遠遠多於消耗的能量，多餘的能量便轉化為脂肪儲存於體內。如大吃大喝、飲食不節制、體力活動少、喜歡喝含糖飲料等。此外，長期食用激素類藥物也可能引起兒童脂肪肝。

與成人一樣，兒童脂肪肝與高血脂、高血壓、高血糖等代謝性疾病常常伴隨發生。一般來說，10 歲以上的兒童患病率比低齡兒童高，小於 3 歲的兒童很少發生脂肪肝，除非並存有某些遺傳性疾病導致肝脂肪變性。

兒童脂肪肝不但是一種潛在的進行性疾病，而且可能引發多種併發症，如糖尿病以及各類心血管疾病，嚴重威脅著兒童期和成年後的健康。

兒童非酒精性脂肪肝的診斷標準

（臨床診斷標準需符合 1～5 項，和 6 或 7 項中任何 1 項。）

1	年齡在 18 週歲以下，無飲酒史或飲酒折合乙醇量男性＜ 140g/ 週，女性＜ 70g/ 週。
2	排除其他可能導致脂肪肝的特定病因，如遺傳因素、藥物因素以及其他系統性疾病等。
3	除原發疾病臨床表現外，部分患者可能伴有乏力、消化不良、肝區隱痛、肝脾大等非特異性症狀及體徵。
4	可能有超重、肥胖（內臟脂肪升高）、空腹血糖升高、脂代謝紊亂、高血壓等代謝症候群。
5	丙胺酸轉胺酶（ALT）升高大於正常值上限的 1.5 倍（60U/L）並持續 3 個月以上。
6	肝臟影像學表現符合彌漫性脂肪肝診斷標準。
7	肝臟切片組織學改變符合脂肪性肝病的病理學診斷標準。

控制體重是關鍵

對於兒童脂肪肝，治療的首要目標是控制體重、改善胰島素阻抗、防治代謝症候群及其相關終末期器官病變；次要目標是減輕肝臟脂肪變性，避免非酒精性脂肪性肝炎的發生及肝病進展，預防或減少肝硬化、肝癌等的發生。目前還沒有治療脂肪肝有效的藥物，因此推薦肥胖兒童一定要增加體力活動。兒童脂肪肝在早期防治是可以復原的，對於肥胖兒童，家長要定期給孩子體檢肝臟功能，以便及早發現肝臟異常。如果不能引起家長的重視，任其發展下去，會導致肝纖維化等改變，這種情況很難恢復。

由飲食引起的兒童脂肪肝一般屬於輕度脂肪肝，不需要經過特別的治療，透過合理地調整飲食，結合適量運動，即可使脂肪肝得以逆轉。養成良好的生活和飲食習慣，多食牛奶、魚類、豆製品等富含蛋白質的食物，儘量少攝取豬肉、牛肉食物，以保護和促使已損傷肝細胞的恢復和再生。

限制飲食總熱量，主要控制醣類和脂肪的攝入，因為這些營養物質超過熱量和代謝需要時，就會變成脂肪儲存。早、中、晚三餐按照所提供的能量占全天總能量的比例分別為 30%、40%、30%，蛋白質、脂肪、碳水化合物的供能比例分別為 12% ～ 14%、25% ～ 30%、55% ～ 65%，控制熱量的同時保證兒童生長發育所需能量供應。

在常見的食材中，超重和肥胖兒童適宜吃的食物有新鮮蔬菜和水果、魚、蝦、蛋、奶、牛肉、家禽類、肝、豆腐、豆漿，喝開水、不添加糖的鮮果蔬汁等；應該少吃的食物有糖果、蜜餞、巧克力、冷飲、甜點心、膨化食品、西式速食、肥肉、奶油、油炸食品、各種含糖飲料及含氫化植物油的各種糕點。

在飲食調控的同時，要培養兒童長期有規律的運動習慣，注意調動兒童的興趣和積極性，如有心肺功能異常或嚴重高血壓等，需在醫生指導下運動。運動方式建議選擇既增加能量消耗又容易堅持的有氧運動項目，如跳繩、游泳、打球、慢跑、快走、上下爬樓梯、騎自行車、登山等；也可以採用力量運動和柔韌性訓練，力量訓練如啞鈴、槓鈴、沙袋及機械等，柔韌性訓練包括各種伸展性活動。堅持每天不少於 30 ～ 60 分鐘中強度的運動，每週至少 5 天，減少靜態活動時間，看電視、玩手機和（或）電腦時間每週不超過 2 小時。不躺著看書、看電視；課間 10 分鐘時應離開座位去做身體活動；課外作業每做 40 分鐘，就應活動 10 分鐘；週末、假日作息時間應規律，早睡早起，不睡懶覺。同時推薦兒童青少年做一些力所能及的家務，如掃地、拖地、洗衣、整理房間、倒垃圾等。

兒童的運動強度可以用脈搏來衡量，有氧運動時脈搏應達到最大心率的 60% ～ 75%，可以參照公式：脈搏＝(220 －年齡）×(60% ～ 75%）。如 10 歲兒童有氧運動時脈搏應達到 126 ～ 157 次 / 分。開始運動時心率可以控制在低限度，隨適應能力的提高，逐漸增加運動時間和頻率，使心率達到高限度。

兒童脂肪性肝病患者要注意定期追蹤，每 3 ～ 6 個月檢測體重、腰圍、血壓、肝功能、血脂、血糖，每半年做 1 次肝、膽、胰、脾超音波檢查；對伴有肝功能異常的患兒每個月檢測肝功能，或根據病情遵醫囑定期追蹤，並根據實際情況篩檢惡性腫瘤、代謝症候群相關終末期器官病變及肝硬化相關併發症。

4 酒精性脂肪肝除了戒酒外 吃對食物也很重要

酒精性脂肪肝的治療原則是：戒酒和營養支持，減輕酒精性肝病的嚴重程度；改善已經存在的繼發性營養不良和對症治療酒精性肝硬化及其併發症。

其中，戒酒是治療酒精性脂肪肝的重要措施，戒酒過程中要注意防治戒斷症候群。在戒酒的基礎上要提供高蛋白、低脂飲食，並注意補充維生素 B、維生素 C、維生素 K 及葉酸。

飲食方面要注意以下幾點

飲食多樣化：酒精性脂肪肝患者在飲食上是增加而不是減少食物種類，在飲食上不要過於單一化，因各種食物所含的營養成分不完全相同，僅靠單一的幾種食物根本無法滿足酒精肝患者的營養需求。因此，在飲食上要水果蔬菜、五穀雜糧、豆製品、乳製品、菌類食物等豐富搭配，做到膳食平衡。

攝入足夠的優質蛋白：酒精性脂肪肝患者因為之前長期飲酒導致蛋白質攝入不夠，進而引發營養不良。如果能在飲食上注意適量攝入優質蛋白，不僅有助於肝細胞的修復和再生，而且對病情的恢復也有利。

注意多元維生素的攝入：對於一下子難以戒酒者，應減少深海魚油等多不飽和脂肪酸的攝入，以免加重對肝臟的損傷。

5

確保舌尖上的安全
脂肪肝的飲食原則

飲食治療是大多數慢性脂肪肝患者的基本治療方法，也是預防和控制肝病進展的重要措施。透過合理的膳食結構和數量，既可以保持身體的正常發展，又能最大限度地預防和治療脂肪肝。

脂肪肝的飲食治療目標是儘量讓體重、腰圍、血脂、血糖、血尿酸等維持在正常範圍，減輕或逆轉肝臟脂肪沉積，盡可能使血清轉胺酶和麩胺轉酸酶數值降至正常數值，預防和改善肝臟、心血管及腎臟等器官的慢性併發症。為此，脂肪肝患者應堅持以下飲食原則。

養成良好的飲食習慣，限制每日總熱量的攝入，每餐只吃七八分飽

引起脂肪肝的原因很多，但最主要的是兩大類：一是大量飲酒導致的酒精性脂肪肝；二是肥胖、熱量過剩導致的非酒精性脂肪肝。目前脂肪肝患者中，肥胖所導致的非酒精性脂肪肝占 80% ～ 90%。一般來說，肥胖的人半數可能有輕度脂肪肝，重度肥胖者脂肪肝的發生率高達 70% 左右。

人體熱量的來源主要為食物中的碳水化合物、蛋白質和脂肪。過多的熱量攝入可能使身體能量過剩，這些過剩的能量會轉化成脂肪儲存起來，

導致人體發胖，甚至肝臟脂肪過度積蓄。因此，控制總熱量的攝入有利於保持合理體重，使肝內脂肪的堆積與體重成正比，肥胖患者體重控制後，其脂肪肝的程度會減輕。

無論身體是肥胖還是消瘦，每日所需要的總熱量均應該按照標準體重計算，即每日攝入的總熱量 = 每千克體重所需的熱量 × 標準體重。一般來說，中度體力勞動者每天攝入的熱量應小於 35kcal/kg，腦力 / 輕度體力勞動者每天攝入的熱量為 25 ～ 30kcal/kg。在提供熱量的食物種類上，要注意均衡，不偏食，不挑食，可以按照碳水化合物占總熱量 50% ～ 65%，蛋白質占總熱量的 10% ～ 20%，脂肪占總熱量的 20% ～ 30% 進行。

脂肪肝患者要注意一日三餐熱量的合理分配，早、午、晚三餐可以按照 30%、40%、30% 的比例分配，早餐應保持熱量攝入和食物的豐富，適當添加蔬菜和水果，嚴格控制晚餐的熱量攝入，特別是晚餐要少吃高熱量的食物。

在總熱量固定的情況下，脂肪肝患者應堅持高蛋白、低脂肪和適量碳水化合物的飲食。為了減少熱量的攝入，烹調方式最好採用蒸、煮、燴、燉、熬、燜等方法，少用油炸、煎、炒的方式。

要注意的是，限制熱量的攝入一定要適度，切勿過度節食。目前，人們對脂肪肝還存在一個誤解，認為脂肪肝是一種「富貴病」，只會出現在營養過剩的族群中。實際上，營養不良也會導致脂肪肝的發生，特別是那些透過饑餓的方法來減肥的族群，也容易罹患上脂肪肝。

保證優質蛋白質的攝入，如牛奶、瘦肉、魚、雞蛋等

有的患者認為，已經得了脂肪肝就應以素食為主，儘量少吃肉類。殊不知，過度素食會導致機體蛋白質攝入不足，進而加劇肝臟內的脂肪沉積。一般來說，正常人每天攝取的優質蛋白應該不少於 90g，對於肝功能受到損害以及減弱的人來說，適當多吃高蛋白的食物更有利於肝臟恢復健

康，防止它進一步受到傷害。

高蛋白飲食可以避免體內蛋白質損耗，有利於肝細胞的修復與再生，並能改善低蛋白血症和防止肝細胞進一步受損害。蛋白質中含有多種胺基酸，如甲硫胺酸、胱胺酸、色胺酸、賴胺酸等都有抵抗脂肪肝的作用，高蛋白飲食可以提供膽鹼、蛋胺酸等抗脂肪肝因數，使得脂肪變為脂蛋白，有利於其順利運出肝臟。此外，蛋白質有較高的食物特殊動力作用，可以刺激新陳代謝，適當提高蛋白質的品質，有利於減輕體重。脂肪肝患者每日攝入蛋白質的量應達到每千克體重 1.5 ～ 1.8g，患有急性肝炎的人每天攝入的蛋白質不能少於 80g；患有肝硬化的人則不能少於 100g。

在控制總熱量的前提下，適當攝入醣類

醣類也就是碳水化合物，根據分子的大小可以分為單醣、雙醣和多醣（雙醣是由兩分子單醣脫水連接而成，多醣則是由許多分子單醣連接而成的）。比如，蜂蜜中的葡萄糖和果糖就是單醣，市場上出售的白糖、紅糖、砂糖等為雙醣，麵條或米飯中的澱粉則為多醣。醣類物質在人體要被酶水解成為葡萄糖這種最小的單位才能被人體吸收利用，而分子量越大消化吸收會越慢，反之則越快。葡萄糖在小腸被吸收入血液後，可以運輸到人的全身，透過氧化反應為機體活動提供能量，多餘的醣還可以和脂肪、蛋白質等營養素相互轉化。

攝入過多醣類食物可能引起血糖迅速升高，刺激胰島素分泌，促進肝臟合成三醯甘油，使血液甘油含量升高。脂肪肝患者在醣類食物的選擇上可以多吃五穀根莖類、蔬果等天然食物，要少食用各種甜點、甜飲料。有些含糖量較高的水果，也不宜大量食用。

主食「粗細搭配」，不要一味白米白麵，可以適當吃些粗糧，如蕎麥、燕麥、薏米、紅薯等

在烹飪時，可以把一些全穀物和雜豆放入白麵和米飯中，不僅營養全面，還能改善口感。比如煮粥的時候加入一些小米、綠豆，煮八寶粥，或者在烙餅和麵時放入一些全麥麵粉等等。

粗糧和細糧搭配吃，可以提供更多的維生素B、膳食纖維等營養成分。膳食纖維豐富，有助於促進腸道蠕動，順利排便，還有降低血脂和膽固醇的作用。

多吃蔬菜，適量吃水果，減少高脂肪、高膽固醇的攝入

中醫學認為，青色（綠色）屬木，入肝，具有舒肝、強肝的功能，能消除疲勞、防範肝疾。綠色蔬菜中含有豐富的維生素和膳食纖維、果酸、葉綠素等，多吃蔬菜有益於肝臟健康，建議脂肪肝患者每天保證攝入蔬菜500g，每日攝入水果200～350g。

在食用水果時，除了注意選擇含糖量較少的水果外，還要注意吃水果的時間。應多選擇上午、下午食用，晚上和睡前要少吃或禁吃水果。在油脂的選擇上，宜多選擇植物油，少吃動物類油脂，每日植物油的攝入量應為20～25g。

戒酒或限制飲酒

對於酒精引起的脂肪肝患者來說，戒酒是治療酒精性肝病的最重要的環節，輕度酒精性肝病和酒精性脂肪肝患者戒酒3個月後，肝酶血指標和肝脂肪變性可以基本恢復正常。如果不能戒酒，再多的方法都是「緣木求魚」。大多數酒精性肝炎患者戒酒後，臨床症狀改善，但肝組織學損害通常需要1年，甚至更長時間才能完全恢復，且有18%的中重度酒精性肝

炎患者在戒酒 5 ～ 10 年後仍然發生了肝硬化。肝硬化患者戒酒，儘管不能讓肝硬化逆轉，但可以延緩併發症的發生，延長壽命。

長期酗酒者要分階段逐步減量，一點點控制酒精攝入，使身體有個適應過程。此外，還可以在醫生的指導下，根據個人情況進行有針對性的治療，同時配合神經調節類、激素類和改善循環類藥物，切不可操之過急。如果一下子滴酒不沾，容易出現酒精戒斷症候群，如酒精性震顫、戒酒性不安、煩躁、出汗、噁心、嘔吐、譫妄、幻覺等，嚴重者可能出現抽搐或癲樣痙攣發作。

酒精不但對酒精性脂肪肝有害，也不利於非酒精性脂肪肝。非酒精性脂肪性肝病患者無論有無肝臟損害，都不能過量飲酒。平時有少量飲酒嗜好的非酒精性脂肪性肝病患者可無需戒酒，但有活動性肝炎、肝硬化和肝癌者一定要戒酒。

注意補充維生素和礦物質

正常的肝臟內會儲存多種人體必需的維生素，當肝臟出問題的時候，儲存能力隨之降低，如果不注意補充，就會引起體內維生素的缺乏。為了保護肝細胞和防止毒素對肝細胞的損害，宜供給富含多種維生素，如維生素 B、維生素 C、葉酸、膽鹼、維生素 PP 等，以促進和維持正常代謝。在常見的食材中，富含維生素 B 的食物有粗糧、乾豆、蛋類、綠色蔬菜等；富含維生素 C 的食物有新鮮蔬菜、水果等；富含鈣質的食物有牛奶、豆製品、海產品等。

6

脂肪肝合併高血壓的飲食原則

脂肪肝合併高血壓患者飲食宜清淡，低鹽、低脂、低糖；宜選用富含維生素、膳食纖維、鈣、鉀的食品。

患者應該多食用富含鉀、鈣、維生素和微量元素的食物，如新鮮蔬菜、水果、馬鈴薯、蘑菇等；食用植物油以及富含膳食纖維的食物如燕麥、根莖類、豆類等。此外，富含優質蛋白、低脂肪、低膽固醇的食物也是高血壓患者的首選，比如無脂奶粉、蛋白、魚類、去皮家禽肉、瘦肉、豆製品等。

高血壓患者飲食注意事項

對於高血壓患者，世界衛生組織建議飲食方面要遵循以下幾點。

高血壓患者五大飲食建議

1	促進健康的生活方式，尤其是嬰兒和年輕人的營養要適當。
2	將鹽的攝入量降至每日 5g 以下。
3	每天吃 5 份水果和蔬菜。
4	降低飽和脂肪和總脂肪攝入量。
5	最好不飲酒。患者必須要戒菸，並注意減少接觸二手菸。

在合理膳食的同時，合理運動也必不可少。鼓勵兒童和年輕人進行身體活動（每天至少半小時）。保持正常體重，研究發現，每減輕 5kg 多餘體重，可以使收縮壓下降 2 ～ 10mmHg。

面對工作和生活壓力時，要以健康的方式處理，比如進行靜坐、適當的運動和積極的社交活動等。

高血壓非藥物治療措施及效果

項目	措施	血壓下降範圍
減少鈉鹽攝入	日常生活中要少吃醃製、滷製、燒烤食品，烹飪時少放鹽，用醋、低鈉鹽等來代替食鹽。	2 ～ 8mmHg。
運動	中強度的運動每週進行 3 ～ 5 次，每次持續 30 分鐘左右。	4 ～ 9mmHg。
合理膳食	少吃或不吃肥肉及動物內臟；食用油每天攝入不超過 25g；每天攝入蔬菜 400 ～ 500g，水果 100g；適量攝入豆製品或魚類，奶類每日 250g。	8 ～ 14mmHg。
控制體重	BMI ＜ 24kg/m2，男性腰圍＜ 85cm，女性腰圍＜ 80cm。	每減重 10kg 血壓可以下降 5 ～ 20mmHg。

7

脂肪肝合併糖尿病的飲食原則

第二型糖尿病族群中脂肪肝的患病率高達46%，幾乎每兩個糖尿病患者就有一個出現了脂肪肝。糖尿病患者出現脂肪肝，在早期時往往無症狀或症狀輕微，其實第二型糖尿病伴脂肪肝危害大，如果不及時治療，可能進一步發展為脂肪性肝炎、肝纖維化，肝硬化和死亡的風險都大大增加。

糖尿病飲食治療的主要目的是在保證患者正常生活和兒童青少年正常發育的前提下，糾正已經發生的代謝紊亂，減輕胰腺 β 細胞負荷，從而延緩並減輕糖尿病併發症的發生和發展，提高患者的生活品質。

飲食治療的原則是「總量控制，結構調整」，「總量」指的是人體吸收的總熱量，「結構」是指提供人體熱量的三大要素：碳水化合物、蛋白質、脂肪。

人體每時每刻都在消耗能量，這些能量是由所攝取食物的化學能轉變而來的。食物中能產生能量的營養素是蛋白質、脂肪、碳水化合物，它們經過氧化產生能量，供給機體維持生命、生長發育、從事各種活動的需要。

機體攝入和消耗的能量通常用熱量單位「卡（cal）」或「千卡（kcal）」表示。營養學上一般多採用「千卡（kcal）」。

卡路里的來源與需要量

供給熱能的營養素在膳食中所占的比例，因其特點、在機體中的作用、飲食習慣和各地食品的種類而不同。一般情況下，人們膳食中大約總熱量的 60% ～ 70% 來自碳水化合物，16% ～ 25% 來自脂肪，10% ～ 14% 來自蛋白質。每克碳水化合物在體內氧化時產生的熱能為 4kcal，脂肪每克為 9kcal，蛋白質每克為 4kcal。

成年人在休息狀態下每日每千克理想體重給予熱量為 15 ～ 20kcal，輕體力或者腦力勞動者為 30kcal，中度體力勞動者需要 36kcal，重度體力勞動者需要 40kcal。也就是說如果一個成年人的體重在 60kg 左右，那麼需要的熱量為 900 ～ 1,200kcal。

脂肪肝合併糖尿病患者的膳食應作合理分配，在確定飲食總熱量和碳水化合物、蛋白質、脂肪的組成後，將熱量換算成食物重量，再將其折合成食物後制訂食譜，並根據生活習慣、病情和配合藥物的需要進行安排。可以按照每日三餐分配為 1/5 → 2/5 → 2/5 或 1/3 → 1/3 → 1/3，對每日五餐者，可以按等同的數量進行安排。對餐後血糖明顯升高或較為虛弱的患者，可以少量多餐，以減輕胰腺的負擔，但一般仍以三餐為主，再從三餐中分出 25 ～ 50g 主食，在白天三餐之間或者晚間睡前進食。

8

脂肪肝合併痛風的飲食原則

痛風是一種嘌呤代謝紊亂所導致的疾病，要想改善痛風症狀，合理控制嘌呤的攝入是關鍵。人們常說「病從口入」，痛風就屬於此類疾病的典型，只要膳食結構合理就能減少嘌呤的攝入，進而減少尿酸的來源和促進尿酸的排泄，控制血尿酸數值升高，最終緩解痛風疾病的發作。

保持合理體重，控制身體總熱量的攝入

痛風的發病與不加節制的大魚大肉、暴飲暴食等不良生活習慣關聯度很大，痛風常併發肥胖、糖尿病、高血壓及高血脂。因此，對痛風及高尿酸血症患者而言，一定要控制飲食的總熱量。

俗話說「一口吃不成個胖子」，同樣，減輕體重時也要循序漸進，切忌盲目冒進，如果體重短時間下降很快，容易導致身體產生大量酮體，後者與尿酸競爭性排泄，反而會讓體內的血尿酸濃度升高。

痛風患者最好能使自己的體重低於理想體重的 10% ～ 15%。要做到這種狀態，需要持之以恆，控制每日進食的總熱量，飲食總量要比正常飲食低 10% 左右，不可過多吃零食，也不要每頓飯都吃得太多、太飽。要

嚴格控制油脂和添加糖的攝入，適量控制白糖和肉類，保證蔬菜水果和牛奶的攝入。

急性痛風發作期間 要限制高嘌呤食物

急性痛風期患者飲食要清淡，宜選擇低脂、低嘌呤飲食，每日食鹽攝入限制在 2 ～ 5g。急性痛風讓人難以忍受，這期間一定要選用不含嘌呤或含嘌呤很少的食物，防止攝入過多外源性嘌呤，增加體內尿酸的生成，進而加重病情。嘌呤含量少的食物有牛奶、雞蛋、餅乾、捲心菜、芹菜、黃瓜、蘿蔔、馬鈴薯、茄子、山芋、南瓜等。

在減少高嘌呤食物攝入的同時，還要注意飲食控制不可過度，以免導致營養失衡加重痛風，患者可以多食用蔬菜和水果等食物，這樣能夠增加尿酸在尿中的可溶性，促進尿酸的排泄。

痛風患者要禁食魚湯、肉湯。魚湯、肉湯嘌呤含量較高，易造成高尿酸血症，引起痛風的發作。

適當降低蛋白質攝入量

肝臟內有多種不同功能的酶，蛋白質缺乏時，構成這些酶的蛋白來源不足，從而不能完成本來的功能，使肝病更趨惡化。如果給予足量的蛋白質，肝臟對損害的抵抗力就會增強。

健康的成人，每天每千克體重約需要 1g 左右的蛋白質；在急性肝炎恢復期、慢性肝炎以及肝硬化代償期等，多數學者認為給予 1.5 ～ 2.9g 為宜。當然，蛋白質也不是越多越好。大量進食，因為消化酶分泌不足，可能引起腹脹和消化不良。另外，高蛋白飲食能促使肝血流量增大，同時引起門靜脈壓升高。

但是，對於痛風患者來說，過多食用蛋白質後會加速痛風患者體內尿酸的形成，所以患有肝病合併痛風的患者來說，要適當限制蛋白質的攝入量，正常情況下每天應保持在 50 ～ 70g。雞蛋蛋白和牛奶中不含核蛋白，不會引起尿酸升高，可以作為主要的蛋白類食物。優酪乳中含乳酸較多，乳酸會造成尿酸排泄減少，對痛風患者不利，所以儘量少食用。要適當限制魚類、豆類食物的攝入量。比如，每日 1 杯牛奶加 2 顆雞蛋或豬瘦肉 100g，即可滿足機體對蛋白質的需要，不可過多。

多吃水果、蔬菜

這類食物富含維生素 C 以及維生素 B，可以改善組織的營養代謝，調理嘌呤代謝。此外，水果蔬菜還有助於尿液的鹼化，利於體內尿酸的清除。比如，素有「小人參」之稱的胡蘿蔔含有多種微量元素、膳食纖維，有助於體內代謝產物排出。此外，長期食用蘿蔔可以降低血脂，軟化血管，預防冠心病、動脈粥狀硬化等。番茄主要成分是番茄紅素，具有很強的抗氧化作用，可以清除氧自由基、抗衰老、降低心血管風險等。

維生素 C 含量高的食物（以 100g 可食部分計）

食物	維生素 C 含量 /mg	食物	維生素 C 含量 /mg
酸棗	900	白蘿蔔纓	77
鮮棗	243	芥菜（大葉）	72
芥藍	76	豌豆苗	67
芭樂	68	辣椒（青、尖）	62
奇異果	62	桃子	51
苦瓜	58	綠花椰菜	51
芥菜（小葉）	51	草莓	47
香菜	48		

多喝水

充足的水分有助於體內組織中尿酸鹽的溶解，防止尿酸結晶在組織中沉澱。所以，痛風患者一定要多飲水，一般以飲用溫水為宜，忌喝濃茶、濃咖啡、可樂等。

正常情況下，患者要堅持每日水分的攝入量在 2,500 ～ 3,000mL，有助於尿酸隨尿液而排出，須保證排尿量達每天 2,000mL 以上，防止尿酸結晶沉積在各個組織中形成結石。平時要經常主動飲水，不應等口渴了再臨時暴飲。飲水時間一般建議在睡前飲水，不適宜在飯前短時間內和飯後立即暴飲大量的水。

堅決不能酗酒

有人主張少量飲酒對健康有益。但是，酒精會影響尿酸的代謝，所以，痛風患者禁止飲酒。

酒精對痛風的影響有時候比膳食更嚴重，乙醇代謝使血乳酸濃度增高，而乳酸會抑制腎臟對尿酸的排泄作用。痛風發病與酒的種類密切相關：飲用啤酒和烈性酒與痛風發病風險有很強的相關性；而飲用葡萄酒則對痛風的發病風險影響小。特別是啤酒在發酵過程中能產生較多的嘌呤，因此痛風患者應嚴格戒掉啤酒，同時還應禁止吸菸。

維生素 B 豐富的食物（以 100g 可食部分計）

食物	維生素 B1 含量 /mg	食物	維生素 B1 含量 /mg
葵花子仁	1.89	大紅菇（干）	6.90
花生仁（生）	0.72	桂圓肉	1.03
芝麻籽（黑）	0.66	紫菜（干）	1.02
蓧麥麵	0.39	乳酪	0.91
黃豆	0.41	小麥胚芽	0.79

食物	維生素 B1 含量 /mg	食物	維生素 B1 含量 /mg
豬肉（後肘）	0.37	苜蓿	0.73
小米	0.33	南瓜粉	0.70

少吃鹽，減少刺激性調味品攝入

有發生腹水或腹水瀦留的可能性時，需要限制食鹽的攝入量。但過分限制又會導致飲食缺少滋味，這對於食慾不振的患者來說，更會減少飯量，難以保證足夠的營養攝入，一般每天食用量限制在 2 ～ 5g 即可。

對於伴有痛風的肝病患者來說，食鹽中鈉鹽有促使尿酸沉澱的作用，加之痛風多合併有高血壓病、冠心病及腎病變等，所以痛風患者應限制每日鈉鹽攝入。如果伴有高血壓病、冠心病及腎臟病變時，每天鈉鹽的攝入量要限制在 2 ～ 5g。高血壓患者如果每日攝取的食鹽量減少 5g，能夠使舒張壓平均下降 4mmHg。同時要增加鉀的攝入，因為高鉀飲食能降低血壓，可以多吃些含鉀量較高的蔬菜、水果。

除了鈉鹽外，在炒菜的時候使用的一些調味品或香料不利於痛風患者，比如常見的辣椒、生薑、咖喱、胡椒、芥末等調味品均能興奮人體的自主神經，誘使痛風急性發作，故也需要避免或者減少使用量。

增加膳食纖維的攝入

因為血清尿酸的 1/3 由大便排出，所以食用富含膳食纖維食品保持排便通暢非常重要。

9

脂肪肝治療中需要注意什麼？

脂肪肝的發病原因和發病機制比較複雜，所以到目前為止醫學界還未找到徹底治療脂肪肝的特效藥。現有的藥物在脂肪肝的治療中起到的是輔助作用，因此得了脂肪肝，切勿將全部希望都寄託在藥物上，而忽視了其他療法。對脂肪肝患者尤其是併發肝功能損害的脂肪性肝炎患者，可以選擇適當的護肝、降酶、去脂藥物，促進肝內脂肪和炎症消失，防止肝細胞死亡和纖維化。即使沒有症狀，肝功正常，也需要治療，但不一定服用藥物，飲食、運動和消除不良嗜好也可以奏效。在治療的過程中，脂肪肝患者要注意以下幾個問題。

脂肪肝患者的注意事項

自我檢視及監測：患者自己或在醫護人員的指導下建立適合自己的飲食、運動、睡眠、體重及與生活品質相關的觀察指標，例如做簡單的圖表化記錄，以供評估。

注意體重下降過快：做好原發疾病和肝病相關臨床症狀和體徵的評估，需警惕體重下降過快（每月體重下降大於 5kg）導致亞急性非酒精性脂肪性肝炎和肝功能衰竭的可能。

除肝臟外注意全身代謝狀態：在治療的過程中除了關注肝臟外，還要關注整個身體的代謝狀態，如肥胖、血糖、血壓等，盡可能維持正常的體重、血脂和血糖，不要「顧此失彼」。

定期複診：脂肪肝的治療時間較長，在治療的過程中要定期去醫院複診，進行肝臟酶學和肝功能儲備的評估。

定期進行影像學檢查：評估肝臟脂肪浸潤的程度及分佈類型，以確定脂肪肝的輕重程度以及治療效果。

10

運動療法 讓單純性脂肪肝去無蹤

肝臟切片檢查證實的單純性脂肪肝患者，僅需透過飲食指導及運動來減輕肝臟脂肪沉積，非酒精性脂肪性肝炎，特別是合併顯著肝纖維化患者，則需應用護肝藥物治療。

脂肪肝患者的運動方式要以低強度、長時間的有氧運動為主，這種運動形式對患者降脂減肥、促進肝內脂肪消退的效果較好，如慢跑、中快速步行、騎自行車、上下樓梯、爬坡、打羽毛球等。運動能夠促進交感神經興奮，血漿胰島素減少，而兒茶酚胺、生長激素分泌增加，抑制三醯甘油合成，促進脂肪分解。

運動不是越大量越好

運動是脂肪肝康復的重要方法，但脂肪肝患者的運動治療需要在專科醫師指導下制訂個性化「處方」。絕對不是運動量越大越好、越累越好。相反脂肪肝患者充足的休息和運動同樣重要，尤其是重度脂肪肝患者更應正視休息的作用。休息時人體削減了體力耗損，不僅能減輕肝臟的負擔，還可以增加肝臟的血流量，使肝臟獲得更多的血液、氧氣及營養，促進肝細胞的康復。

實際案例證明，人體在運動時，經由肝臟的血液比臥床時減少20%～50%，肝病患者如果飯後運動過多，血液流向四肢，進入肝臟的血液就會相對減少，不利於肝臟細胞的修復。

11

戒酒是預防酒精性脂肪肝的「良策」

酒精進入人體後，在肝臟內經過一系列的生化過程，最終轉化為三醯甘油。長期大量飲酒必然會有大量三醯甘油堆積在肝臟中，逐漸形成脂肪肝。飲酒者喝下酒精度 50 度左右的白酒 25mL，就需要肝臟忙碌 2 小時來進行解毒處理。對肝炎患者來說，由於肝的實質性損害而引起肝臟解毒功能的降低，常使酒精代謝所需要的各種酶活性和分泌量降低。酒精對於肝炎患者來說，無異於一劑毒藥，有百害而無一利。嚴禁飲酒對肝炎患者來說是一種最基本的自我保養措施。因此，戒酒是治療酒精性肝病最有效的措施，通常戒酒4～6週後，臨床症狀可以好轉，各檢查指標可以恢復正常。

不過，對於酗酒者來說，戒酒之路並不平坦，酒精戒斷症候群就是非常兇猛的「攔路虎」之一。長期酗酒者一般在停止飲酒 24 小時後會出現一系列症狀，即酒精戒斷症候群，主要包括震顫、譫妄、抽搐、意識混亂、精神運動和自主神經過度興奮等，這些症狀一般在停止飲酒後 72 ～ 96 小時內表現得最為嚴重。為了避免患上酒精戒斷症候群，長期酗酒者要採取循序漸進的方法戒酒，逐漸減少酒精的攝入，直至最後戒除。酒精性肝病患者多合併營養不良，在戒酒的基礎上應提供營養支援，給予高蛋白、低脂飲食，並注意補充多種維生素及葉酸等。

戒酒的三階段與藥物治療

一般來說，戒酒可分為三個階段，包括完全生理戒斷治療階段、心理戒斷適應階段以及心理戒斷強化階段。

第一階段：完全生理戒斷治療階段。對於長期酗酒者來說，戒斷治療應由專科醫生來實行，採用藥物進行幾週替代遞減式無痛苦治療，之後，還需進行一個時期的行為康復治療。

第二階段：心理戒斷適應階段。逐漸讓戒酒者認識酒的危害，消除原先的煩躁、焦慮、憂鬱、注意力不集中等精神性反應。20 天之後，當生理時鐘紊亂、神經衰弱等症狀消失時，部分患者會出現主動戒酒欲望。

第三階段：心理戒斷強化階段。由於經過了上述兩個階段，酗酒者在身體上、心理上都已經有了很大程度的改善，部分患者精神狀態趨於正常，言行舉止、心理狀態等也趨於正常。此時，患者由於心理承受能力的逐漸增強，思考問題逐漸增多，但解決問題仍然偏執，會導致瞬間的情緒異常，而出現複飲行為，這時是戒酒過程中最為重要的階段。如果有條件的話，戒酒者盡可能不要自己在家戒酒，在家戒酒難以達到徹底擺脫酒精的程度。另外，在家戒酒易出現危險。因為長期大量飲酒，停酒後會產生戒斷症狀，重症者如果搶救不及時會導致死亡。

藥物治療方面，益生菌可以調節腸道微生物環境，減少內毒素吸收，減輕肝臟炎症；糖皮質激素可以改善重症酒精性肝炎；S- 腺苷甲硫胺酸可以改善酒精性肝病患者的臨床症狀和生化學指標；甘草酸製劑，水飛薊素類、多烯磷脂醯膽鹼及還原型麩胱甘肽等護肝藥物均可不同程度改善症狀及生化學指標；出現肝纖維化患者可應用抗纖維化藥物。酒精性肝硬化患者出現併發症，如肝性腦病變、上消化道出血、自發性腹膜炎等，應相應積極處理。對藥物治療無反應的嚴重酒精性肝硬化或肝功能衰竭患者，可以考慮肝移植，要求患者肝移植前戒酒 3 ～ 6 個月，並且無其他臟器的嚴重酒精性損害。

12

要注意定期複查 明明白白掌握病情進展

在當下，脂肪肝雖然是一種常見病、多發病，但患者千萬不要因為暫時沒有身體不適就對其「放任不理」。脂肪肝如果不能得到及時控制，它會加重肝臟的損傷程度，而肝臟損傷越嚴重，脂肪代謝功能越低，會使得脂肪肝變得更加嚴重，陷入了惡性循環的境地。因此，一旦患有脂肪肝，除了積極治療和調理外，還要定期去醫院複查，瞭解病情的進展。

非酒精性脂肪性肝病追蹤指標

每 1 ～ 3 個月測量體重、腰圍、臀圍、血壓；每 3 ～ 6 個月檢測全血細胞計數（血常規）、高敏感 -C 反應蛋白、肝功能、血脂、血糖和血尿酸；每半年至一年，進行上腹部超音波檢查，另外可以考慮同時做高頻超音波檢查（ARFI），定量檢測肝纖維化和肝脂肪變性程度。經常規檢查和診斷性治療仍未能明確脂肪肝或肝酶異常的原因，以及疑似存在脂肪性肝炎，特別是進展性肝纖維化的患者，可以考慮進行肝臟切片檢查。

空腹血糖（FPG）≥5.6mmol/L 且無糖尿病史者，應做糖耐量試驗並做空腹血胰島素和糖化血紅蛋白檢測，判斷有無胰島素阻抗、糖耐量異常和糖尿病，並有助於代謝症候群的判斷。

另外，非酒精性脂肪性肝炎特別是合併顯著肝纖維化的患者還需定期篩檢結直腸癌等惡性腫瘤，判斷有無代謝症候群和糖尿病相關的心、腦、腎、眼病變等併發症。比如，腎功能、尿常規、尿微量白蛋白等檢查有助於早期發現腎臟損害；進行頸動脈超音波檢查有助於瞭解頸動脈內中膜厚度和斑塊；常規或動態心電圖，甚至運動平板試驗和冠脈 CT 等，能評估有無心血管病；疑似肝硬化的患者，需定期篩檢食道胃底靜脈曲張、腹水和肝細胞癌。

已存在肝功能損害或顯著代謝紊亂者，需在醫生指導下，動態監測相關指標的變化，及時評估病情、治療效果及安全性，並調整治療方案，以便最大限度獲益。

酒精性肝病追蹤指標

輕度酒精性肝病患者：需檢查肝功能和進行上腹部超音波檢查。若肝功能和肝臟超音波檢查結果基本正常，表示患者確實已經戒酒，且原先的肝損害與酒精濫用有關，可以不再追蹤；反之，則需考慮患者並未真正戒酒，或其肝酶學指標異常和脂肪肝還有其他因素參與，應接受進一步檢查。

中度酒精性肝病患者：無論是否完全戒酒，都應每 3 ～ 6 個月進行肝功能檢查、肝臟超音波檢查和高頻超音波檢查（ARFI），以便指導臨床用藥。已經戒酒 2 年以上，且相關檢測無陽性發現者，可以不再追蹤。

重度酒精性肝病患者：無論是否戒酒，肝功能代償期患者每 6 個月（失代償期患者每 3 個月）檢查肝功能、α －胎兒蛋白、肝臟超音波檢查，以及做高頻超音波檢查（ARFI），並透過胃鏡篩檢食道胃底靜脈曲張，從而指導臨床用藥。已經戒酒 2 年以上、肝功能正常，且高頻超音波檢查（ARFI）顯示肝臟硬度不斷降低者，可以透過每年檢查一次肝臟超音波和 α －胎兒蛋白檢查來篩檢肝癌。

參考文獻

1. 中國國家體育總局《全民健身指南》。
2. WS213—2018，C 型病毒性肝炎診斷標準〔S〕。
3. WS299—2008，B 型病毒性肝炎診斷標準〔S〕。
4. 中國國家衛健委 . 病毒性肝炎防治知識要點（2018）。
5. 范建高，莊輝．中國脂肪肝防治指南〔M〕. 上海：上海科學技術出版社，2015。
6. 中國營養學會．中國居民膳食指南（2016）〔M〕. 北京 : 人民衛生出版社，2016。
7. 李學奇．診斷學〔M〕. 北京：人民衛生出版社，2007。
8. 中華醫學會感染病學分會肝臟炎症及其防治專家共識專家委員會．肝臟炎症及其防治專家共識〔J〕. 中國肝臟病雜誌，2014，22（2）:94-103。
9. 中華醫學會肝病學分會中華醫學會消化病學分會 . 中國肝性腦病變診治共識意見 2013[J]. 中國醫學前沿雜誌，2014，6（2）：81-91。
10. 中華醫學會肝病學分會脂肪肝和酒精性肝病學組 . 酒精性肝病診療指南 [J]. 中國肝臟病雜誌，2010，18（3）：167-170。
11. 中華醫學會肝病學分會脂肪肝和酒精性肝病學組，中國醫師協會脂肪性肝病專家委員會 . 非酒精性脂肪性肝病防治指南（2018 更新版）[J]. 現代醫藥衛生，2018，34（5）:641-647。
12. 中華醫學會肝病學分會，中華醫學會感染病學分會 . 慢性 B 型肝炎防治指南（2015）[J]. 中國肝臟病雜誌，2015，7（3）:1-17。

13. 中華醫學會肝病學分會，中華醫學會感染病學分會 . 慢性 B 型肝炎防治指南（2015 更新版）[J]. 中華傳染病雜誌，2015，33（11）:641-662。
14. 中華預防醫學會，中國疾病預防控制中心免疫規劃中心 . 中國成人 B 型肝炎免疫預防技術指南 [J]. 中華流行病學雜誌，2011，32（12）:1199-1203。
15. 中華醫學會感染病學分會、肝臟炎症及其防治專家共識專家委員會《肝臟炎症及其防治專家共識》。
16. 《WS213—2018C 型肝炎診斷》。
17. 《中國肝癌一級預防專家共識（2018）》。
18. 《兒童非酒精性脂肪肝病診斷與治療專家共識》。
19. 中華醫學會感染病學分會肝衰竭與人工肝學組和中華醫學會肝病學分會重型肝病與人工肝學組《肝衰竭診療指南（2012）》。

養肝就是養命

護肝七大步驟
讓你從體內促進肝臟活力保健康

作　　者	李興廣
發 行 人	林敬彬
主　　編	楊安瑜
編　　輯	李睿薇
內頁編排	李偉涵
封面設計	吳郁嫻
編輯協力	陳于雯
出　　版	大都會文化事業有限公司
發　　行	大都會文化事業有限公司

11051台北市信義區基隆路一段432號4樓之9
讀者服務專線：(02)27235216
讀者服務傳真：(02)27235220
電子郵件信箱：metro@ms21.hinet.net
網　　址：www.metrobook.com.tw

郵政劃撥	14050529 大都會文化事業有限公司
出版日期	2020年12月初版一刷
定　　價	350元
I S B N	978-986-98627-9-0
書　　號	Health+160

Metropolitan Culture Enterprise Co., Ltd.
4F-9, Double Hero Bldg., 432, Keelung Rd., Sec. 1,
Taipei 11051, Taiwan
Tel:+886-2-2723-5216　Fax:+886-2-2723-5220
E-mail:metro@ms21.hinet.net
Web-site:www.metrobook.com.tw

◎本書由化學工業出版社授權繁體字版之出版發行。

國家圖書館出版品預行編目（CIP）資料

養肝就是養命：護肝七大步驟讓你從體內促進肝臟活力保健康 / 李興廣著. -- 初版. -- 臺北市：大都會文化, 2020.12
240面；17×23公分. -- (Health+160)

ISBN 978-986-98627-9-0(平裝)

1.肝病 2.保健常識

415.53　　109013599

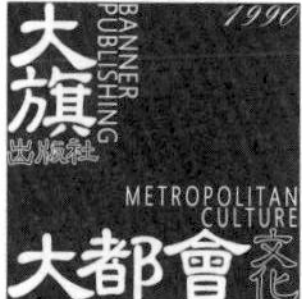

大都會文化　讀者服務卡

書名：**養肝就是養命：護肝七大步驟讓你從體內促進肝臟活力保健康**

謝謝您選擇了這本書！期待您的支持與建議，讓我們能有更多聯繫與互動的機會。

A. 您在何時購得本書：______年______月______日

B. 您在何處購得本書：____________書店，位於____________（市、縣）

C. 您從哪裡得知本書的消息：

1. □書店　2. □報章雜誌　3. □電台活動　4. □網路資訊

5. □書籤宣傳品等　6. □親友介紹　7. □書評　8. □其他

D. 您購買本書的動機：（可複選）

1. □對主題或內容感興趣　2. □工作需要　3. □生活需要

4. □自我進修　5. □內容為流行熱門話題　6. □其他

E. 您最喜歡本書的：（可複選）

1. □內容題材　2. □字體大小　3. □翻譯文筆　4. □封面　5. □編排方式　6. □其他

F. 您認為本書的封面：1. □非常出色　2. □普通　3. □毫不起眼　4. □其他

G. 您認為本書的編排：1. □非常出色　2. □普通　3. □毫不起眼　4. □其他

H. 您通常以哪些方式購書：（可複選）

1. □逛書店　2. □書展　3. □劃撥郵購　4. □團體訂購　5. □網路購書　6. □其他

I. 您希望我們出版哪類書籍：（可複選）

1. □旅遊　2. □流行文化　3. □生活休閒　4. □美容保養　5. □散文小品

6. □科學新知　7. □藝術音樂　8. □致富理財　9. □工商企管　10. □科幻推理

11. □史地類　12. □勵志傳記　13. □電影小說　14. □語言學習（_____語）

15. □幽默諧趣　16. □其他

J. 您對本書（系）的建議：

____

K. 您對本出版社的建議：____

讀者小檔案

姓名：______________　性別：□男　□女　生日：____年____月____日

年齡：□ 20 歲以下 □ 21 ～ 30 歲 □ 31 ～ 40 歲 □ 41 ～ 50 歲 □ 51 歲以上

職業：1. □學生 2. □軍公教 3. □大眾傳播 4. □服務業 5. □金融業 6. □製造業

7. □資訊業 8. □自由業 9. □家管 10. □退休 11. □其他

學歷：□國小或以下 □國中 □高中／高職 □大學／大專 □研究所以上

通訊地址：____

電話：（H）______________（O）______________ 傳真：______________

行動電話：__________________ E-Mail：______________________________

◎謝謝您購買本書，也歡迎您加入我們的會員，請上大都會文化網站 www.metrobook.com.tw 登錄您的資料。您將不定期收到最新圖書優惠資訊和電子報。

養肝就是養命

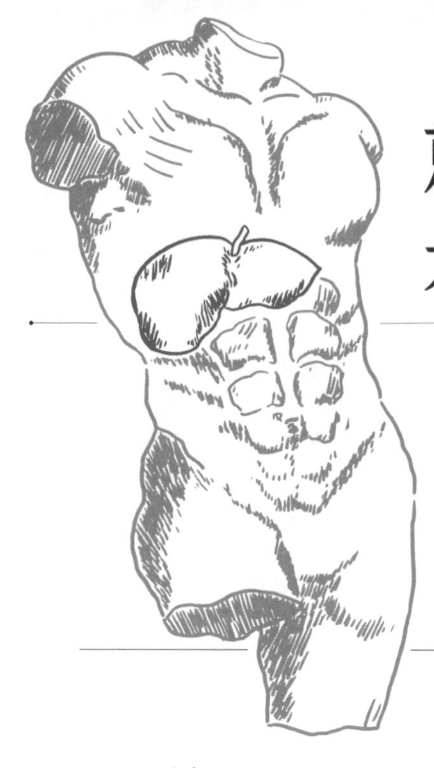

護肝七大步驟

讓你從體內促進肝臟活力保健康

北區郵政管理局
登記證北台字第9125號
免貼郵票

大都會文化事業有限公司

讀者服務部 收

11051 臺北市基隆路一段432號4樓之9

寄回這張服務卡〔免貼郵票〕
您可以：
◎不定期收到最新出版訊息
◎參加各項回饋優惠活動

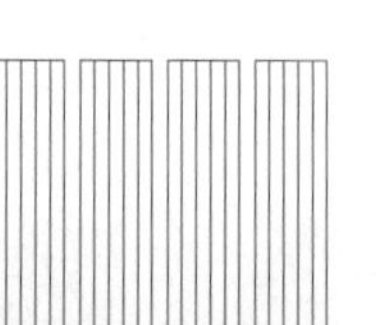